BEIHEFTE
ZUM
ZENTRALBLATT FÜR GEWERBEHYGIENE UND UNFALLVERHÜTUNG

Herausgegeben von der Deutschen Gesellschaft für Gewerbehygiene
in Frankfurt a. M., Viktoriaallee 9

BEIHEFT 8

GEWERBLICHE OHRENSCHÄDIGUNGEN UND IHRE VERHÜTUNG

von

Sanitätsrat Dr. PEYSER - Berlin

und

Gewerberat Dr. MAUÉ - Münster

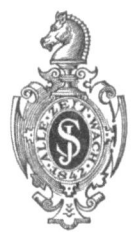

SPRINGER-VERLAG BERLIN HEIDELBERG GMBH

1928

ISBN 978-3-662-31375-6   ISBN 978-3-662-31580-4 (eBook)
DOI 10.1007/978-3-662-31580-4

Vorwort.

Die vorliegende Schrift verdankt den Beratungen der Deutschen Gesellschaft für Gewerbehygiene auf ihrer dritten Jahreshauptversammlung im Jahre 1926 in Wiesbaden über das zweite Hauptthema „Gewerbliche Ohrenschädigungen und ihre Verhütung" ihre Entstehung. Es hatten sich damals die Herren Sanitätsrat Dr. Peyser und Gewerberat Dr. Maué in dankenswerter Weise zur Verfügung gestellt, die beiden Hauptreferate über „Gewerbliche Ohrenschädigungen" und „Die technischen Maßnahmen zur Bekämpfung von Erschütterungen und von starken Geräuschen industrieller Anlagen" zu übernehmen. Die vorliegende Schrift bringt die beiden Vorträge in weiterer Ausarbeitung.

Nachdem die Deutsche Gesellschaft für Gewerbehygiene der besonderen Bedeutung der gewerblichen Ohrenschädigungen in zahlreichen von ihr veranstalteten gewerbehygienischen Kursen[1] ihre Aufmerksamkeit geschenkt hat, hat sie in der Zwischenzeit die Behandlung der Frage weiterverfolgt. Auf Grund einer dankenswerten Initiative des Herrn Sanitätsrat Dr. Peyser in Berlin gründete die Gesellschaft nach weiteren Verhandlungen in einem besonderen Ausschuß zur Bekämpfung gewerblicher Lärmschwerhörigkeit eine Zentralstelle zur einheitlichen Bearbeitung der Erforschung der Probleme der gewerblichen Ohrenschädigungen und zur Beratung der geeigneten Verhütungsmaßnahmen. Es haben sich in dankenswerter Weise sämtliche an den Fragen der gewerblichen Ohrenschädigungen interessierten Persönlichkeiten und Organisa-

---

[1] Es sprach auf dem gewerbehygienischen Vortragskurs im September 1924 in Hamburg Herr Sanitätsrat Dr. Peyser, Berlin, über „Ohrenschädigung bei gewerblicher Betätigung und ihre Verhütung"; im Rahmen von Abendvorträgen für Mediziner gelegentlich des gewerbehygienischen Vortragskurses im November 1924 in Berlin sprach Herr Sanitätsrat Dr. Peyser, Berlin, uber „Ohrenschädigungen durch gewerbliche Betätigung". Ferner sprachen auf dem ärztlichen Fortbildungskurs über gewerbliche Berufskrankheiten im Oktober 1926 in Dresden Herr Stadtobermedizinalrat Dr. Hoffmann, Dresden, uber „Gewerbliche Erkrankungen der Ohren und der oberen Luftwege"; auf dem gewerbehygienischen Vortragskurs im April 1927 in Stuttgart Herr Oberregierungsrat Professor Dr. Holtzmann, Badischer Landesgewerbearzt, Karlsruhe, über „Gewerbliche Ohrenschädigungen, ihre Verhütung und ihre Stellung in der sozialen Gesetzgebung".

tionen zur gemeinsamen Bearbeitung dieser Fragen zusammengefunden. Unter Leitung des von dem Gesamtvorstand der Gesellschaft mit dem Vorsitz betrauten Herrn Sanitätsrat Dr. Peyser, Berlin, gehören dem Ausschuß zur Bekämpfung gewerblicher Lärmschwerhörigkeit folgende Persönlichkeiten an:

Ministerialrat Albrecht, Berlin (Reichsarbeitsministerium); Dr. med. Baader, Berlin-Lichtenberg; Ministerialrat Dr. Dr. Bauer, Berlin (Reichsarbeitsministerium); Dr. Braetsch, Berlin (Vereinigung der Deutschen Arbeitgeber-Verbände); A. Brandes, Stuttgart (Deutscher Metallarbeiter-Verband); Professor Dr. Chajes, Berlin-Schöneberg; Professor Dr. Curschmann, Wolfen; Oberregierungs- u. -gewerberat Denker, Frankfurt a. O.; Professor Dr. von Eicken, Charlottenburg; Regierungsrat Dr. Engel, Berlin (Reichsgesundheitsamt); Senatspräsident Geheimrat Dr. Dr. med. h. c. Fischer, Potsdam; Gewerbemedizinalrat Dr. Gerbis, Berlin; Ingenieur C. Haide, Riesa i. Sa. (Mitteldeutsche Eisen-Berufsgenossenschaft); G. Haupt, Hannover (Verband d. Fabrikarbeiter Deutschlands); Professor Dr. Hoffmann, Dresden; Oberregierungsrat Professor Dr. Holtzmann, Badischer Landesgewerbearzt, Karlsruhe; Herm. Jäckel, Berlin (Deutscher Textilarbeiter-Verband); Kaever, Berlin (Gewerkverein deutscher Metallarbeiter H.-D.); Gewerbeassessor a. D. Kleditz, Hannover (Nordwestliche Eisen- und Stahl-Berufsgenossenschaft); Regierungsbaumeister Kothe, Berlin (Verein Deutscher Ingenieure); Kreil, Berlin (Christlicher Metallarbeiter-Verband); Dr. Lenssen, Essen (Vereinigung der Deutschen Arbeitgeber-Verbände); Maier, Düsseldorf (Zentralverband christlicher Textilarbeiter); Reichsbahnoberrat Dr. Martens, Berlin (Deutsche Reichsbahngesellschaft); Dr. Meyer-Brodnitz, Berlin (Allgemeiner Deutscher Gewerkschaftsbund); Gewerbeassessor a. D. Michels, Berlin (Verband der Deutschen Berufsgenossenschaften); Rechtsanwalt Neuendorff, Berlin (Verband der Deutschen Berufsgenossenschaften); Chefarzt Dr. Pryll, Berlin (Hauptverband Deutscher Krankenkassen); Professor Dr. Schlesinger, Charlottenburg; Ministerialrat a. D. Geheimrat Simon, Berlin; Geh. Medizinalrat Dr. Wagner, Berlin (Deutsche Reichsbahngesellschaft); Professor Dr. Wittmaack, Hamburg; Professor Dr. Wörner, Leipzig (Sächsische Textil-Berufsgenossenschaft).

Die Geschäftsführung wird von der Geschäftsstelle der Gesellschaft besorgt.

Der Ausschuß hat als erstes Arbeitsprogramm die Behandlung folgender Fragen in Aussicht genommen:

1. Ausarbeitung eines Lärmmerkblattes,

2. Bearbeitung von Anschauungsmaterial zu Aufklärungszwecken,

3. Festlegung einheitlicher ohrenärztlicher Untersuchungsmethoden,

Vorwort.

4. wissenschaftliche Begutachtung von Dämpfungsvorrichtungen und von Neuerfindungen zum Ersatz lärmender Arbeitsmethoden durch lärmschwache oder lärmfreie.

Wir hoffen, daß die vorliegende Schrift geeignet ist, auf die Bedeutung der die Verhütungsmaßnahmen gewerblicher Ohrenschädigungen erfordernden Probleme aufmerksam zu machen und eine Mitarbeit an den Aufgaben und Zielen, die sich der Ausschuß zur Bekämpfung gewerblicher Lärmschwerhörigkeit der Deutschen Gesellschaft für Gewerbehygiene gesetzt hat, anzuregen.

Frankfurt a. M., Viktoria-Allee 9, im Januar 1928.

Deutsche Gesellschaft für Gewerbehygiene.
Die Geschäftsführung:
Dr. Eger.

Inhaltsverzeichnis.

	Seite
Vorwort	III
PEYSER, A., Berlin. Gewerbliche Ohrenschädigungen	1
MAUÉ, Münster i. W. Die technischen Maßnahmen zur Bekämpfung von Erschütterungen und von starken Geräuschen industrieller Anlagen	24

Gewerbliche Ohrenschädigungen.

Von Sanitätsrat Dr. Alfred Peyser-Berlin.

(Nach einem bei der III. Jahreshauptversammlung der Deutschen Gesellschaft für Gewerbehygiene in Wiesbaden am 18. September 1926 gehaltenen Vortrag.)

Wenn irgendwo, so ist gerade auf dem Gebiete der Gewerbehygiene des Ohres Krautwigs Bemerkung als berechtigt anzuerkennen, daß nämlich den sozialhygienischen Reden nicht immer die sozialhygienische Tat entspreche. Über zwanzig Jahre beschäftigen sich Theoretiker der Ohrenheilkunde im Laboratorium und Kliniker in der Praxis mit diesem Gebiet. Die Veröffentlichungen werden immer zahlreicher, dem deutschen Beispiel folgt ein Kulturland nach dem anderen, so neuerdings besonders Amerika und Rußland. — Wie wenig aber konnte bisher für das berufsgefährdete und berufsgeschädigte Ohr des Arbeiters geschehen! Es wird Zeit, daß auf diesem Gebiete praktisch zugegriffen wird. Das kann jedoch mit Aussicht auf Erfolg nur geschehen, wenn wir uns über die Grundlagen sowohl als auch über die Methoden klar werden. Der Weg, der einzuschlagen ist, darf für Deutschland als gegeben gelten, seitdem im **Ausschuß für Bevölkerungspolitik** der Preußischen gesetzgebenden Landesversammlung vom 23. Mai 1919 der Berichterstatter, ohne Widerspruch zu finden, die Ausdehnung des gewerbehygienischen Schutzes auf die Sinnesorgane als Programmpunkt aufgestellt, nachdem der deutsche Reichsarbeitsminister am 12. Mai 1925 die bekannte Verordnung über Ausdehnung der Unfallentschädigungspflicht auf gewisse Gewerbekrankheiten erlassen und — was erfreulicherweise zwischen diesem meinem Referat und seiner Veröffentlichung erfolgt ist — **der Arbeitsausschuß des Reichswirtschaftsrats für die Reform der sozialen Versicherungsgesetze** sich eingehend gerade mit der Frage der gewerblichen Ertaubung beschäftigt hat. Es gehört keine Prophetengabe dazu, um vorauszusagen, daß die Entschädigung gewerblich ertaubter Arbeiter sehr bald gesetzlich eingeführt werden wird[1]. Die Berufs-

---

[1] Zu meiner Freude erfahre ich im Reichswirtschaftsrat von maßgebender Stelle, daß das vorliegende Referat den Anstoß zu der Behandlung der Frage in dem einschlägigen Ausschuß gegeben und daß der Vorschlag einer Entschädigungspflicht für gewerbliche Ertaubung im **Metallbetriebe** in beiden Kommissionen einstimmige Annahme gefunden hat, so daß an einer Ausdehnung der Verordnung des Reichsarbeitsministers

genossenschaften werden dann ein erhöhtes Interesse an allen Fragen der Vorbeugung haben. (Die Krankenkassen sind vorwiegend an einer anderen Kategorie gewerblicher Ohrerkrankungen, nämlich den entzündlichen, interessiert.) So geht also der Weg über die Entschädigung zur Vorbeugung und es ist die Aufgabe der Ohrenärzte und Gewerbehygieniker, das Gebiet bis zu dem Zeitpunkt, zu dem ihr Ratschlag erfordert werden wird, so gründlich wie möglich durchzuarbeiten.

Überblickt man das große vorliegende Tatsachenmaterial, so gewinnt man bald die Ansicht, daß einer Reihe gesicherter Ergebnisse eine mindestens ebenso große von ungelösten Problemen entgegensteht und — was von besonderer Bedeutung ist — daß die Schar der feststehenden Tatsachen gewerbehygienisch von geringerer, die der ungelösten Fragen von ausschlaggebender Bedeutung ist.

Um sich über die unumstrittenen Dinge zu informieren, hätte es dieses Referates nicht bedurft, denn nachdem lange Zeit die Gehörshygiene Stiefkind der Gewerbehygiene, die gewerbliche Ohrenheilkunde Stiefkind der Ohrenheilkunde gewesen ist, findet seit den letzten Jahren jeder Interessent sowohl in der sozialhygienischen, speziell gewerbehygienischen, als auch in der ohrenärztlichen Literatur mühelos alles, was ihm zu wissen nötig ist. Es handelt sich dabei um berufliche Schädigungen des äußeren und mittleren Ohres und um die Tatsache, daß das innere Ohr durch Berufslärm schwerhörig werden und ertauben kann.

Darum will ich hier nur kurz andeuten und in das Gedächtnis zurückrufen, daß die Ohrmuschel durch Druck getragener Lasten geschädigt, daß es dadurch zur Ohrblutgeschwulst kommen kann, die unter Umständen zur Verkrüppelung des Organs führt, was bei Maurern, Schlächtern, Sackträgern, Lastträgern aller Art beobachtet ist, wie ich auch nur kurz darauf hinweisen möchte, daß sich bei Schmutz- und Staubarbeitern Konkremente des Arbeitsmaterials im äußeren Gehörgang niederschlagen und sich dort mit dem Ohrschmalz zu festen Pfröpfen vermischen, die sachgemäße Entfernung erfordern, daß am äußeren Ohre von Gärtnern und Erntearbeitern Rasen von Schimmelpilzen entstehen können, die zu unangenehmen Ausschlägen führen. All dies sind bekannte Dinge von geringer Bedeutung.

Wichtiger sind schon die beruflichen Schädigungen des Mittelohrs, die bis auf ein bestimmtes Gebiet, nämlich das der Schädigungen der Binnenmuskulatur, als aufgeklärt und restlos durchforscht gelten dürfen. Verbrühungen durch Heißwasser und Dampf sowie Trommelfellverletzungen durch kleine und kleinste Metallteilchen gelten wie auch Trommelfellzerreißungen durch plötzliche Luftdruckschwankung

---

in diesem Sinne kaum zu zweifeln sein dürfte. Dies ist ein viel versprechender Anfang, der aber auch den auf diesem Gebiete Tätigen die Verpflichtung auferlegt, die noch offenen Fragen beschleunigt in gemeinsamer Arbeit ihrer Lösung näherzubringen.

bei Explosionen als Unfälle und nicht als Gewerbekrankheiten, denn sie spielen sich teils in eng begrenzter Zeit ab, teils verdanken sie ihre Entstehung überwertigen Ursachen, die nicht denen des gewöhnlichen und geordneten Gewerbebetriebes zuzuzählen sind.

Etwas anders steht es mit der akuten Mittelohrentzündung. Hier gibt es zwar auch Fälle, die als Unfall anerkannt werden müssen, wo nämlich, sagen wir einmal durch Fall ins Wasser und plötzliche Abkühlung, eine Mittelohrentzündung entstanden ist. Liegt es aber in der Eigenart der Arbeit, daß sie dauernd in Feuchtigkeit verrichtet werden muß, daß sie Schweißausbruch und Abkühlung mit sich bringt, daß die oberen Luftwege der Staubschädigung ausgesetzt sind, so entstehen die echten gewerblichen Entzündungen der Mittelohrräume, über die ja genug wissenschaftliche und populäre Broschüren vorliegen, als daß ich sie hier näher auszuführen brauchte. Man findet sie außerdem auch in meiner tabellarischen Darstellung von Berufseinflüssen auf das Ohr, die ich für eine größere Arbeit in Band VIII des Handbuchs der Hals-, Nasen- und Ohrenheilkunde, herausgegeben von A. Denker und O. Kahler, Verlag Julius Springer und I. F. Bergmann 1927 zusammengestellt habe und am Schluß dieses Referates nochmals zum Abdruck bringe.

Wie erwähnt, darf auch die einfache Tatsache, daß das innere Ohr durch Gewerbelärm ertauben kann, als feststehend und bekannt gelten.

Dagegen sind sehr vielen, die diese Fragen besonders angehen sollten, die ungelösten Probleme noch unbekannt. Zwar ist das Interesse vorhanden, doch hat die anatomische und physiologische Kompliziertheit des Hörorgans bei manchen Berufenen zu einer merkwürdigen Scheu geführt, sich ein anschauliches Bild von dem zu machen, um was es hier geht. Deshalb muß ich, zumal da ich Sie im weiteren Fortgang mit den feineren Ergebnissen wissenschaftlicher Laboratoriumsarbeit bekanntzumachen genötigt bin, in knappen Strichen ein Bild der hier vorliegenden Verhältnisse geben[1].

Wir unterscheiden am Ohre diejenigen Teile, die dem Hörakte dienen, und die, welche das Gleichgewicht regeln.

Was den Hörapparat betrifft, so gehören Ohrmuschel und äußerer Gehörgang (äußeres Ohr), Trommelfell, Gehörknöchelchen, Paukenhöhle (Mittelohr) zum sogenannten Schalleitungsapparat, die Hörschnecke und der Hörnerv in seinen feinen Verteilungen (inneres Ohr) zum Schallaufnahmeapparat. Wie bereits die Namen besagen, ist der erstere nur dazu da, den Schall dahin zu leiten, wo das eigentliche Hören geschieht, nicht aber, dem Hörakt direkt zu dienen. Dieser geht in der Schnecke vor sich, wobei die weiteren Vorgänge, Weitergabe des Gehörten durch den Hörnervenstamm an gewisse Hirnpartien hier unbesprochen bleiben kann.

---

[1] Der Vortrag selbst war mit Projektion zahlreicher Lichtbilder verbunden.

Es ist von großer Wichtigkeit, im einzelnen Falle feststellen zu können, ob Hörstörungen durch eine Erkrankung des einen oder des anderen Abschnittes verursacht sind, denn wenn etwa durch Verstopfung im Schalleitungsapparat der Schall gar nicht bis zum inneren Ohre gelangt, so wird er dort nicht vernommen, obwohl das innere Ohr gesund ist, und ebenso kann er noch so gut und exakt bis zur Hörschnecke hingeleitet worden sein: wenn deren feine Hörzellen etwa durch Gifte zugrunde gegangen oder durch überwertigen Lärm gelähmt sind, wird gleichfalls keine Hörempfindung zustande kommen. Glücklicherweise sind wir in der Lage, durch ohrenärztliche Untersuchungsmethoden diagnostisch unterscheiden zu können, ob die Hörstörung im Schalleitungs- oder Schallaufnahmeapparat ihren Sitz hat. Dies geschieht durch die sogenannte funktionelle Hörprüfung, zu der man sich neben den Sprachlauten vorzugsweise der Töne von abgestimmten Stimmgabeln und Pfeifen bedient. Nichts läge nun näher als die Annahme, man könne bequem ganze Betriebe auf diese Weise exakt-ohrenärztlich durchuntersuchen, man hätte dazu nur nötig, den einzelnen Arbeiter für kurze Zeit von seinem Arbeitsplatz an die Untersuchungsstelle zu bitten. Leider liegen in der Praxis die Verhältnisse nicht so einfach. Erstens bedarf es, bevor man an solche Untersuchungen geht, einer genauen Spiegeluntersuchung des Ohres, etwaiger Entfernung von Unreinlichkeiten oder Ohrschmalzpröpfen u. dgl., der Feststellung, ob entzündliche Prozesse oder die Folgen früherer Entzündungen vorhanden sind, und dann findet man nur in den allerwenigsten Betrieben einen geeigneten Raum, um die erwähnten Untersuchungen mit Stimmgabeln und Pfeifen einwandfrei vornehmen zu können, denn sie erfordern eine gewisse Stille der Umgebung und die ist bekanntlich gerade in den Lärmbetrieben, auf die es hier im wesentlichen ankommt, auch in entfernteren Räumen nicht oft zu finden. Welche Folgerungen und Forderungen sich aus dieser Sachlage ergeben, darauf werden wir später zurückzukommen haben. Für jetzt genüge der Hinweis auf die Wichtigkeit, die schon dieser groben Einteilung in Leitungs- und Aufnahme-(Perzeptions)-Krankheiten zukommt. Die meisten Schalleitungskrankheiten nämlich sind teils der Besserung, teils der völligen Heilung fähig, selbst in vorgeschrittenen Fällen bringt sachgemäße ohrenärztliche Behandlung noch manchmal Hörbesserung, bei den Perzeptionskrankheiten aber sind nur die Anfangsstadien noch einer Rückbildung fähig, bei vorgeschrittenen Leiden ist jede Behandlung aussichtslos. Zu diesen Anfangsfällen gehören aber jene leichten Hörstörungen, die unzweifelhaft in allen mit starkem Geräusch verbundenen Betrieben bei einem hohen Prozentsatz der Arbeiterschaft vorhanden sind. Nirgends jedoch können sie bei dem augenblicklichen Stande der Gewerbehygiene des Ohres in vollem Umfang erkannt, geschweige denn ärztlich, sozialhygienisch, fürsorgerisch erfaßt werden.

Sie sehen also, daß schon unser erster Einblick in die allergröbsten Verhältnisse uns vor Probleme stellt.

Nun aber zu feineren Einzelheiten! Ich sagte bereits, daß eine Ohrenspiegeluntersuchung in jedem Falle notwendig sei. Der Ohrenspiegel zeigt uns vielleicht in einigen Fällen ein ganz normales Trommelfellbild. Das perlgraue spiegelnde Häutchen liegt in der richtigen Ebene und es zeigt als bemerkenswerte Einzelheiten den langen Hammergriff und den kurzen Hammerfortsatz sowie das Reflexbildchen. In anderen Fällen — von solchen, in denen uns schon im Gehörgang der Eiter entgegenquillt, ganz zu schweigen — sehen wir eine Durchbohrung des Trommelfells (Perforation). Dem geübten Auge enthüllt sich, ob es sich hier um ein Trommelfelloch handelt, durch das sich immer noch aus der Paukenhöhle Eiter nach außen entleert oder ob dieser Eiterungsprozeß zu dauerndem Stillstand gekommen ist und nur die Trommelfellücke sich nicht geschlossen hat, also ein Endstadium vorliegt (persistente Perforation). Ich kann im Rahmen dieses Vortrages unmöglich auf alle vorkommenden Veränderungen eingehen. In manchen Fällen wird sogar die Paukenhöhle frei und offen vor uns liegen, weil das Trommelfell durch frühere Eiterungen vollkommen eingeschmolzen ist. In anderen hat es sich nach solchen im großen Umfang neu gebildet, wir sehen dann eine Narbe, die ganz fein und klein sein oder auch fast den ganzen Umfang des großen Trommelfells einnehmen kann. Dabei kann sie normale Beweglichkeit haben, in übernormaler Weise hin und her flattern oder sie kann mit anderen Partien stellenweise verwachsen oder breit verlötet sein, und noch viel mannigfaltiger als diese Befunde sind jene, die wir bei der chronischen Eiterung erheben, wo Wucherungen der Schleimhaut sich als sogenannte Ohrpolypen zeigen, wo Sitz der Perforation Art und Geruch des Eiters uns Anhaltspunkte dafür geben, ob der Entzündungsprozeß bereits die knöcherne Umgebung ergriffen hat oder nicht, oder ob in der Tiefe die sogenannte Perlgeschwulst oder eine andere Neubildung zu vermuten ist.

Alle diese Möglichkeiten mußte ich Ihnen prägnant und sinnfällig vorführen, weil hier gewerbehygienisch ein äußerst wichtiges Problem vorliegt.

Schon vor Eintritt des Lehrlings nämlich fragen sorgsame Eltern, ob ein Ohrenleiden, an dem der Knabe gelitten hat oder noch leidet, ihn beim Ergreifen dieses oder jenes Berufes gefährdet. Bei einer großen Anzahl von Berufen sind wir Ohrenärzte in der Lage den zweckentsprechenden Rat geben zu können, aber gerade beim Lärmberuf ist die Frage noch offen, ob Mittelohrentzündungen oder ihre Folgen zu Lärmschwerhörigkeit disponieren oder vor ihr schützen. Meines Erachtens läßt sie sich mit einem glatten Ja oder Nein nicht beantworten. Sitz und Art der Veränderung können wahrscheinlich in dem einen oder dem anderen Sinne wirken. Bisher liegen nur spärliche Einzelbeobachtungen vor. Eine Klärung der Frage kann nur durch planvolle, jahrelang fortgesetzte einwandfreie Untersuchungen erfolgen und nur aus dem Grunde, um Ihnen eine Beurteilung des Problems zu ermöglichen und seine Kompliziertheit und Wichtigkeit klarzumachen, bin ich auf die Mannigfaltigkeit der Mittelohrveränderungen näher eingegangen.

Diese war im großen und ganzen immer noch gröberer, sinnfälliger Natur. Schwieriger, weil feiner in ihrer Erscheinungsform, ist eine bisher nur wenig gewürdigte Veränderung am Trommelfell zu beurteilen, auf die ich Ihre Aufmerksamkeit gleichfalls lenken möchte. Untersucht man viele Ohren von Arbeitern, so wird man selten ein ideal-normales Trommelfell finden. Ganz abgesehen von sonstigen Veränderungen, zeigt es sich recht häufig, daß eine sogenannte „Einwärtsziehung" desselben besteht. Diese drückt sich so aus, daß der kurze Fortsatz nach außen vorspringt, der lange Fortsatz nach innen gedreht und somit perspektivisch verkürzt erscheint und daß nach hinten oben mehr oder weniger deutlich eine Falte hervorspringt. Besser als durch Beschreibungen ist das durch Gegenüberstellung von zwei Trommelfellbildern zu verdeutlichen (Demonstration). Wie kommt eine solche Veränderung zustande? Verschwillt die Mündung der Ohrtrompete im Nasenrachenraum, so steht die Luft in der Paukenhöhle nicht mehr mit der in den oberen Luftwegen in Verbindung, sondern ist von ihr abgesperrt, wird aufgesaugt und es entsteht ein Unterdruck in der Paukenhöhle. Der atmosphärische Druck, der von außen her durch den äußeren Gehörgang auf dem Trommelfell liegt, wird nun zum Überdruck, das Trommelfell wird nach innen gepreßt und da der Drehpunkt unterhalb des kurzen Fortsatzes liegt, wird dieser nach außen, der lange Fortsatz nach innen verschoben. Dieser Befund ist bei der Häufigkeit von Katarrhen in den oberen Luftwegen ein so verbreiteter, daß man ihm im allgemeinen keine allzu große Bedeutung beigemessen hat.

Nun kann aber dieses oder ein äußerst ähnliches Trommelfellbild auch auf eine andere Weise zustande kommen. Der dänische Ohrenarzt Blegvad fand es in 26,4 vH bei Telephonistinnen gerade auf der Seite, die zum Hören mittels Kopfhörers benutzt wurde, ich selbst habe ähnliche Beobachtungen gemacht und veröffentlicht. Man hat nämlich bisher allzuwenig daran gedacht, daß die feinen Binnenmuskeln des Ohres besonders auf scharfe schrille und anhaltende Geräusche dadurch antworten, daß sie sich zusammenziehen, und zwar kann es sich dabei um reaktive Zuckungen, um Dauerkontraktionen, ja auch um einen krampfartigen Zustand handeln. Durch Muskelzug kommt dann das beschriebene Bild zustande. Seitdem der Physiologe Hensen 1878 im Laboratorium diese Zuckungen studiert hat, hat die theoretische Wissenschaft, die besonders durch die experimentellen Arbeiten der Japaner Kato und Mischie-Ono gefördert worden ist, Licht in diese Verhältnisse gebracht.

Ich habe mich zum praktischen Studium dieser Verhältnisse während meiner Tätigkeit an der Front zur Artillerie versetzen lassen und glaube, daß meine Beobachtungen am feuernden Artilleristen beweisen, daß die Zusammenziehung der Binnenmuskulatur durch überwertige Schallreize häufiger vorkommt, als wir bisher annahmen, was eine kurze Tabelle aus dem größeren Material, das ich a. a. O. veröffentlicht habe, illustrieren möge. Es handelt sich in diesen Fällen um Angehörige des Regiments, dessen Regimentsarzt ich war, und ich war so in der glücklichen Lage, die Trommelfelle kurz vor sowie kurz nach dem Feuerüberfall untersuchen zu können.

Die Tabelle auf S. 8 u. 9 zeigt vier junge kräftige voruntersuchte Leute. (Den Ceruminalpfropf bei Nr. 1 habe ich nicht entfernt, weil ich evtl. Schallschutz auf diesem Ohr studieren wollte.) Es bleiben also 7 beobachtete Trommelfelle, von diesen waren 5 bei drei Leuten nach Abgabe von 10 Schüssen aus 10,5 cm-Haubitzen deutlich retrahiert und blieben es auch mindestens 4—12 Minuten, doch konnte ich bei einigen dieser Leute noch nach Tagen das weitere Bestehen der Einwärtsziehung beobachten. — Eine zweite Tabelle meiner obenerwähnten Arbeit zeigt die Untersuchung von 11 Artilleristen, bei denen in einem Falle nach Abgabe von nur zwei Schuß regelrechtes Trommelfell gefunden wurde. Von den übrigen 20 Trommelfellen fielen 2 durch Residuen, 1 durch Ceruminalpfropf für die Beobachtung aus, blieben 17, deren Träger 1—3 S t u r d e n i n u n u n t e r b r o c h e n e m e i g e n e n G e s c h ü t z f e u e r t ä t i g w a r e n: nur 2 von ihnen zeigten keine, die übrigen 15 ausnahmslos erhebliche Retraktionen. Es mag zugegeben werden, daß ein Teil vielleicht schon vorher bestand, doch fällt die Häufung unbedingt auf. Auch hier konnte ich bei zwei im Regiment verbleibenden Leuten die tagelange Fortdauer des tonischen Tensorkrampfes und sein allmähliches Abklingen beobachten.

In anderen Fällen mußte ich mich sowohl bei Betriebsuntersuchungen an Schmieden und Pontonbootnietern als auch im Felde bei feuernden Artilleristen mit Nichtvoruntersuchten begnügen.

Hier scheint mir nun ein weiteres gewerbehygienisches Problem zu liegen, dessen Aufklärung durch systematische Arbeiten erfolgen muß, denn nach dem augenblicklichen Stand unserer Kenntnisse dürfte es für den Lärmarbeiter nicht bedeutungslos sein, ob seine Gehörknöchelchenkette versteift, die feinen Muskeln zusammengezogen, das Trommelfell straff überspannt ist, da wir annehmen, daß dieser Apparat, möge man ihn nun Akkommodations- oder Dämpfungsapparat nennen, sich überwertigen oder unerwarteten Geräuschen gegenüber in einer Art Mittelstellung befinden muß. Es bedarf also zunächst einmal einer Feststellung der hier vorliegenden Tatsachen überhaupt an großem Material, dann aber, wenn sie sich in dem erwähnten Sinne bewahrheiten, der Untersuchung darüber, inwieweit sie zur Schädigung des Lärmarbeiterohrs mit beitragen und

Ta-
Untersuchung von 4 jugendlichen
5. Batt. 19. bayr.
15. IV.
Waffe: 10,5 cm Haubitze. *Aufstellung:* Frei

Nr.	Name und Alter	Eingeteilt als Kanonier Nr.	Vor Abgabe der Schüsse					Anzahl der Schüsse
			Trommelfell rechts	Trommelfell links	Galtonpf. B. E. r.	l.	Schwabach	
1	Wl., 22 J.	1.	Cerumen	regelrecht	g^7	g^7	14″/20″	10
2	Rs., 19 J.	2.	regelrecht	regelrecht	g^7	g^7	15″/15″	10
3	Plr., 20 J.	2.	regelrecht	regelrecht	g^7	g^7	20″/22″	10
4	Mr., 20 J.	1.	regelrecht	regelrecht	g^7	g^7	20″/20″	10

schließlich des Ausprobierens gewisser Heilmaßregeln, wie z. B. der Lufteinblasung, der Trommelfellmassage oder der Darreichung von inneren Mitteln wie Atropin, die geeignet sind, den Kontraktionszustand zu beenden.

Wenn ich vorhin bemerkte, daß in weiten Kreisen eine gewisse Scheu besteht, sich die im Gehörorgan vorliegenden anatomischen und physiologischen Verhältnisse klarzumachen, so bezieht sich das hauptsächlich auf das innere Ohr. Dessen Verhältnisse sind in der Tat recht kompliziert und es liegt auch nicht in meiner Absicht, eine bis ins einzelne gehende Darstellung von Aufbau und Funktion zu geben. Eine Erfassung des Allerwesentlichsten genügt außerdem zum Verständnis der hier vorliegenden gewerbehygienischen Fragen.

Das innere Ohr zerfällt seiner doppelten Funktion entsprechend in zwei Hauptabschnitte: dem Gleichgewichtssinne dient der Vorhofbogengangapparat, dem Hörsinne die Schnecke. Beide sind tief in den Schädelknochen eingebettet, haben aber eigene knöcherne Wände, die von der übrigen Schädelknochenmasse gut abgrenzbar sind und charakteristische Gestalt zeigen. Ihre knöcherne Kapsel umschließt Hohlräume und in diesen Hohlräumen wiederholt in großen Zügen ein häutiges Gebilde sowohl im Vorhofbogengangapparat als auch in der Schnecke die Form der knöchernen Kapsel. Dieses häutige Ohrlabyrinth kleidet aber nicht fest anliegend das knöcherne Ohrlabyrinth innen aus, sondern es schwimmt in einer

belle
Kanonieren in Feuerstellung.
Feldartillerie-Regiment.
1918.
im Gelände. *Art des Feuers:* Feuerüberfall.

Untersucht nach Einstellung des Feuers	Nach Abgabe der Schüsse					Welches Ohr dem Geschütz zugewendet	Gehörschutz durch
	Trommelfell rechts	Trommelfell links	Galtonpf. Bz. E. r.	Galtonpf. Bz. E. l.	Schwabach (c vom Scheitel)		
1 Min.	Cerumen	regelrecht	d^7	e^7	14''/21''	links	0
4 Min.	Retraktion, Injektion der zuführenden Gefäße	Keine Retraktion, doch Injektion der zuführenden Gefäße	g^7	g^7	11''/15''	rechts	Mund geöffnet, keine Watte im Ohr
8 Min.	Starke Retraktion	Starke Retraktion	f^7	f^7	16''/22''	rechts	Mund geschlossen, Watte in beiden Ohren
12 Min.	Starke Retraktion	Retraktion und starke Rötung der zuführenden Gefäße	f^7	f^7	15''/20''	links	Mund geöffnet, keine Watte in den Ohren

Flüssigkeit, der Perilymphe, und ist röhrenförmig und innen wiederum mit einer Flüssigkeit ausgefüllt, der Endolymphe. Der Hörnerv, der aus dem Gehirn kommend in das Felsenbein eintritt, spaltet sich in zwei einzelne Nerven, von denen der sogenannte Vestibularnerv in den Vorhofbogengang, der Kochlearnerv in die Schnecke eintritt. Schädigungen des Vorhofbogengangapparates werden also durch den Vestibularnerv dem Hirne zugeleitet und nicht als Hör-, sondern als Gleichgewichtsstörungen empfunden, bei denen es zu Schwanken, Schwindel, Erbrechen, rhythmischen Augenmuskelzuckungen (Nystagmus) kommt, nicht dagegen zu Hörstörungen. Schädigungen, welche die Schnecke allein treffen, werden durch den Schnecken-, den Kochlearnerven, dem Hirn zugeleitet und dort als Hörstörungen empfunden, Schwerhörigkeit, Taubheit, Ohrenklingen, Ohrensausen, Falschhören, Überempfindlichkeit gegen Töne, nicht aber als Gleichgewichtsstörungen der beschriebenen Art. Kommt es zu Hörstörungen und Gleichgewichtsanomalien zu gleicher Zeit, wie z. B. bei Unfällen, so müssen, abgesehen von den Fällen, wo sich das Leiden im Hirn oder im Hörnerven abspielt, bei Ohrschädigungen beide Teile des inneren Ohres zugleich befallen sein.

Die äußerst geschützte Lage des feinen Sinnesapparates tief im Schädelknochen, die Einbettung der Sinneselemente der beiden Nervenendigungen in eine Flüssigkeit deuten schon darauf hin, daß die Natur durch diesen Bau grobe Schädigungen durch Stoß, Erschütterung usw., durch Gegenmaßnahmen von vornherein wettmachen wollte. Solche Schädigungen aber bringt gerade der Gewerbebetrieb in Fülle mit sich.

Auf das Gleichgewichtsorgan wirken besonders unheilvoll schwere Körper- und Schädelerschütterungen, Fall auf den Kopf, Stoß und Schlag an den Kopf und wir haben seit Baranys genialen Entdeckungen Hilfsmittel, über die heutzutage jeder Ohrenarzt verfügt, um Sitz, Art und Grad der vorgekommenen Verletzung festzustellen. Dies geschieht durch Untersuchung auf dem Drehstuhl und durch Ausspritzen des Ohres mit Flüssigkeiten von Temperaturen unter oder über Körperwärme sowie auch durch gewisse elektrische Prüfungen. Bei all diesen Untersuchungen kommt es auf die Beobachtung der rhythmischen Augenzuckungen an, die sich bei Erregung eines normalen Ohrlabyrinths regelmäßig und in charakteristischer Weise einstellen und trotz versuchter Erregung ausbleiben, wenn das betreffende Gleichgewichtsorgan funktionsunfähig ist. Bedeutung haben diese Methoden freilich mehr für gewerbliche Unfälle als für Gewerbekrankheiten, doch gibt es auch gewerbliche Erkrankungen des Gehörorgans, die mit gleichzeitiger Schädigung des Gleichgewichtsorgans verbunden sind.

Ein kurzer Hinweis darauf sei gestattet, daß bei einer bestimmten gewerblichen Erkrankung, von der Arbeiter in Senkkästen, Caissons, betroffen werden, in denen sie Arbeiten unter Wasser verrichten, bei der sogenannten Caissonkrankheit der Gleichgewichtsanteil des Ohres den Ort darstellt, in dem die Anfälle von Schwindel, Erbrechen usw. ausgelöst werden, die dieser Krankheit ihr charakteristisches Gepräge geben. Bei zu raschem Ausschleusen nämlich treten aus den Körperflüssigkeiten, die während des Überdrucks einer vermehrten Gasaufnahme unterworfen waren, Gasblasen aus und gerade im Gleichgewichtsorgan genügt eine kleine Reizung durch sie, um die genannten Symptome zu erzeugen. Seitdem diese Verhältnisse erkannt sind, seitdem man weiß, daß ein Überdruck bis zu 2,5 Atmosphären bei freien Ohrtrompeten meist gefahrlos ist, ebenso auch eine Druckverschiebung, in der in je $1\frac{1}{2}$ Minuten eine Veränderung um je $1/10$ Atmosphäre erfolgt, ist die Caissonkrankheit seltener geworden.

Der Sitz der Hörempfindung befindet sich nun in dem zweiten Abschnitt des inneren Ohres, der Schnecke. Ich erwähnte bereits, daß diese tief in der Knochensubstanz des Schädels eingebettet ist. Nur ein Teil ihrer Wandung grenzt unmittelbar an die lufthaltige Paukenhöhle. Der Schall wird dem Ohre durch die atmosphärische Luft und durch feste Körper zugeführt. Lasse ich eine hellklingende Stimmgabel ertönen, so ist sie bis in die hintersten Sitzreihen durch die Luft hörbar, schlage ich eine Stimmgabel tiefen Toncharakters, etwa 32 Schwingungen an, so hört sie nur der, dem ich sie dicht ans Ohr halte; wenn sie ihm aber schon abgeklungen zu sein scheint und ich setze sie ihm auf den Scheitel, so hört er den

Ton weiter und stärker als vorher. Setze ich die gleiche Stimmgabel, die die Herren in der ersten Sitzreihe bei Anschlag nicht klingen hören, auf eine Kiste, so vernimmt plötzlich fast der ganze Saal den tiefen, brummenden Ton, und zwar deswegen, weil er durch die Resonanz der mittönenden Luftsäule verstärkt ist. Es würde den Rahmen dieses Referats weit überschreiten, wollte ich Ihnen hier gewissermaßen ein akustisches Kolleg lesen, nur so viel ist zum Verständnis wichtig, daß im Gewerbebetrieb sowohl die Schalleitung durch Luft als auch die durch feste Körper und die Verstärkung durch Resonanz eine große Rolle spielt. Wie sie sich kombinieren, zeigen Ihnen Bilder, in denen z. B. Tanks genietet werden. Der in der Höhlung Befindliche hört den ungeheuren Lärm durch Luftschall, durch Resonanz verstärkt und da er auf der schwingenden Materie steht und noch dazu den Preßlufthammer fest an die Wandung andrückt, nimmt auch sein Körper die Übertragung der Erschütterungen auf. Ähnlich verhält es sich mit dem Arbeiter, der oben auf der Wandung kniend gegenhält, nur daß hier die Resonanz etwas geringer ist und so kann ich Ihnen aus den verschiedensten Gewerbebetrieben die verschiedensten Verrichtungen zeigen, in denen teils Luftschall überwiegt und Bodenschall kaum merkbar ist, teils Bodenschall dauernd vorhanden ist, während der Luftschall sich in mäßigen Grenzen hält, teils, wie beim Schiffsnieten, die Resonanz den Hauptanteil an der Schalleinwirkung zu haben scheint.

Die logische Schlußfolgerung aus diesen klar erkannten Tatsachen wäre nun wohl: Falls beide Arten den Ohren schädlich sind, muß man sich eben gegen beide zu schützen versuchen. Und in der Tat, die sehr verdienstvollen Arbeiten experimenteller Art, die wir als erstem Professor Wittmaack in Hamburg verdanken, bewegten sich auch in dieser Richtung. Um zu verstehen, um was es sich hier handelt, müssen wir uns die Verhältnisse in der Hörschnecke klarmachen. Eine Reihe von Bildern, die Sie übrigens in jedem populären Werke finden können, zeigt Ihnen den Endapparat des Schneckenastes des Hörnerven. Die feinen Zellen, von denen ein Teil, die Stützzellen, dazu dienen, dem Ganzen den notwendigen Halt zu geben, und ein anderer Teil, die Haarzellen, die wir auch Hörzellen nennen können, dazu, den von außen durch Luft, Knochen oder beide eingedrungenen Schall in den Höreindruck zu verwandeln, bilden mit ihrer Umgebung das Cortische Organ. Selbstverständlich kann man frisch getötetem Tier oder dem soeben verstorbenen Menschen das Schläfenbein herauspräparieren, kann es durch bestimmte Verfahren so entkalken, daß es sich nachher in feinste mikroskopische Schnitte zerlegen läßt, man kann es färben und nunmehr die allerfeinsten Teile, wie sie Ihnen die Bilder zeigen, unter dem Mikroskop sichtbar machen. Wittmaack setzte nun als erster Versuchstiere, Meerschweinchen, sowohl explosiv lautem Schall, wie dem Abschießen einer Pistole, als auch überlauten grellen Pfiffen und schließlich auch unter Nachahmung der im Gewerbebetriebe herrschenden Verhältnisse einem mäßigen, aber andauernden Lärm aus, den er je nach der Absicht seiner Experimente entweder vorwiegend durch die Luft oder vorwiegend bzw. ausschließlich durch den Boden des Käfigs den Ohren der Versuchstiere zuleitete. Andere Forscher haben diese Versuche nachgeprüft, es ist anfangs ein Gelehrtenstreit über technische Einzelheiten entbrannt und schließlich eine grundsätzliche Meinungsverschiedenheit zwischen Wittmaack und Professor Siebenmann aus Basel übriggeblieben, da Siebenmann leugnete, daß durch Bodenschall allein überhaupt eine Schädigung des Ohres zustande käme. Dieser Streit darf wohl als zugunsten Wittmaacks entschieden angesehen werden, mit dessen Resultaten ich Sie nun in kurzen Zügen vertraut machen will. Um einmal gewissermaßen die polaren Gegensätze recht augenfällig zu demonstrieren, dient ein Durchschnitt durch ein Cortisches Organ mit völlig normalen Verhältnissen und gleich daneben eines, in dem durch ganz grobe Einwirkung einer unmittelbar vor dem Ohr abgefeuerten Pistole das ganze innere Ohr zerstört ist, alle Zellen durcheinandergewirbelt sind. Zwischen diesen beiden Extremen gibt es nun aber Gradunterschiede jeder Art. Hierbei ist zu bemerken, daß wir durch Helmholtz wissen, auf welche bestimmten Windungen der Schnecke hohe bzw. tiefe Töne einwirken; die hohen auf die untere, die tiefen auf die obere Windung, und daß die Richtigkeit dieser Theorie durch Experimente wie die vorliegenden aufs neue erhärtet wird. Bei einem Meerschweinchen, das 6 Wochen hintereinander einem Pfeifenton, dem fünfgestrichenen C, ausgesetzt war, finden wir den Ausfall aller äußeren Haarzellen der unteren Windung, bei einem anderen, das beinahe 7 Wochen täglich 10—12 Stunden einem Klopfgeräusch ausgesetzt war, das Cortische Organ stark geschädigt, die Ganglien und Nervenfasern aufgelockert.

Je länger ein Geräusch auf ein Tierohr einwirkt, desto umfassender werden die Zerstörungen der Hörzellen sein, ihnen folgen allmählich Zerstörungsvorgänge in den Stützzellen. Schließlich werden wir auch, wenn die äußeren Verhältnisse die Fortsetzung des Experiments lange genug gestatten, ohne daß das Tier zugrunde geht, einen vollkommenen Schwund des Cortischen Organs erwarten dürfen.

Diesen völligen Schwund kennen wir aber aus Präparaten von professionell ertaubten Menschen, wie sie Professor Zange, jetzt in Graz, von einem mit 29 Jahren verstorbenen, gewerblich ertaubten Hamburger Schiffszimmermann herstellen konnte.

Es lag mir daran, Ihnen zu zeigen, wie weit die exakte Forschung bereits ist. In der Praxis werden Sie von dem allem noch nicht besonders viel verspürt haben, zum Teil mit Recht, denn das Tierexperiment kann uns immer nur einen Hinweis geben, nicht aber einen vollgültigen Beweis liefern und bezüglich des Menschen sind noch viele Untersuchungen nötig und manche Fragen strittig. Die für unsere Zwecke wichtige, bereits erwähnte, ob Bodenschall allein zu schädigen vermöge, hat Wittmaack durch folgende Experimentanordnung zu lösen unternommen. Er trommelte Meerschweinchen 6 Monate lang in einem Hammerwerk täglich 12 Stunden derart an, daß die Erschütterungen des Bodens infolge Filzdämpfung des Hammeraufschlages akustisch kaum noch wahrnehmbar waren. Als Kontrolltiere hielt er in einem Nachbarkäfig ohne Bodenerschütterung Meerschweinchen, auf die also in dieser Zeit nur ein etwaiger Luftschall hätte wirken können. Das Gehörorgan dieser letzteren blieb unbeeinflußt, das der angetrommelten zeigte deutliche Veränderungen in den oberen Schneckenwindungen, und zwar, was bei den langen Wellen, die hier in Frage kommen, beachtenswert ist, waren diejenigen Tiere mehr geschädigt, welche weiter von der Erschütterungsquelle entfernt waren. Damit dürfte die Gefährlichkeit andauernden Bodenschalls experimentell erwiesen sein. Dem entsprechen auch Beobachtungen in der Praxis und das instinktive Bestreben der Meistbeteiligten, sich durch Dämpfungsvorrichtung zu schützen. Es ist nun Sache der genauen technischen Durchforschung von Betrieben, im Einzelfalle festzustellen, welche Art von Ohrschutz in Frage kommt, ob die Verstopfung der Gehörgänge als Schutz gegen den durch die Luft zugeleiteten Schall und die für Abschluß des Luftschalles geeigneten Raumisolierungen oder die Isolierung der den Boden erschütternden Maschinen oder des den Erschütterungen ausgesetzten Körpers durch dämpfende Unterlagen. Wegen der Einzelheiten dieses wichtigen Gebiets weise ich auf das Referat des Herrn Gewerberats Dr. Maué hin, das in dem gleichen Heft wie diese Arbeit enthalten ist.

Handelte es sich bei den Schädigungen des inneren Ohres, die ich bisher erwähnte, um den sogenannten angepaßten Reiz, d. h. Hörstörungen durch Schallwirkungen, für die ja das Ohr eingerichtet ist, so möchte ich nicht unerwähnt lassen, daß Zerstörungen im inneren Ohr auch durch Gifte vorkommen können, und nenne als solche: Blei, Quecksilber, Benzol, Benzin, Petroleum, Zyankali, Phosphor, Anilin, Arsen-Wasserstoff, Phosphor-Wasserstoff, Nitrobenzol, Schwefelsäure, Kohlensäure, Kohlenoxyd, Terpentindämpfe, Schwefelkohlenstoff, Pyridin, Naphthagase, Methylalkohol und schließlich Alkohol und Tabak.

Das gleiche gilt von Störungen in der Blutzufuhr besonders von Kongestionen nach dem Kopfe, wie sie durch gezwungene Körperhaltung, Arbeiten mit dem Kopf nach unten oder auch durch Wirkungen der Hitze vorkommen.

Fragen wir uns nach denjenigen Betrieben, die als ohrschädigend in Frage kommen, so möchte ich im allgemeinen auf meine nunmehr folgende Tabelle verweisen, da es nicht in meiner Absicht liegt, die Eigenarten all solcher Gewerbe genauer aufzuzählen, in denen Witterungsungunst, Temperatureinflüsse und Staub zur Schädigung des Mittelohrs, Lärm oder Gifte zu der des inneren Ohres führen.

Tabellarische Darstellung von Berufseinflüssen auf das Ohr.
I. Verkehrs- und Sicherheitswesen.

| Berufsart | Einflüsse | Festgestellte Ohrenleiden ||| Bemerkungen |
		Äußeres Ohr	Mittelohr	Inneres Ohr	
1. *Eisenbahn*	Witterungseinflüsse, Staub, Lärm, Erschütterung	Erfrierungen, Ekzeme, Konkremente	Katarrhe der Pauke, Entzündungen des Mittelohrs	Ohrensausen, Schwerhörigkeit, gelegentlich auch Schwindelanfälle	Kombinationen von Affektionen des mittleren und inneren Ohres häufig.
2. Omnibus Straßenbahn, *Kraftwagen*	*Witterungseinflüsse, Staub Saugwirkung vorbeistreichender Luft. Motorlärm, Erschütterung*	Vereinzelte Erfrierungen (Ohrmuschel wird meist geschützt)	Wie bei 1., dazu direkte Trommelfellreizungen durch Luftverdünnung im Gehörgang	Subjekt. Geräusche	— —
3. *Schiffspersonal* Kahnschiffe, Dampfschiffe Unterseeboote	Witterung, Feuchtigkeit Dunst in engen Kajüten Strahlende Wärme, Kohlensäureüberladene Luft, Druckdifferenzen. Kohlenstaub bei Heizern. Lärm	— Ekzeme —	wie bei 1.	— —	— —
4. *Flugwesen*	Witterungseinflüsse, Luftdruckschwankungen, Propellerlärm, Saugwirkung bei rascher Fahrt	—	Ekchymosen, Blutungen, Myringitis, Tubenschwellung	Subjekt. Geräusche, Taubheitsgefühl, Labyrinthschwindel	Akute Hörtraumen beobachtet (Dampfsirene), auch apoplektiforme Anfälle (Heizerkrämpfe) Bei schnellem Aufstieg oder Absturz (Sturzflug) ähnliche Erscheinungen wie bei Caissonarbeitern (F. Alt)
5. *Fernsprechwesen*	Druck des Bügelhörers, akustische Reize	Sensibilitätsstörungen	Tensorspasmus	Subj. Geräusche, leichtere Formen d. Gehörsverminderung, Akustische Überempfindlichkeit	Ohr als Ausgangspunkt allgemeiner Erscheinungen

6. *Feuerwehr*	Witterungseinflüsse, Hitze Einatmen von Verbrennungsprodukten (Gifte), Rauch (Kohlenoxydgas)	Erfrierungen, Verbrennungen, gelegentlich Othämatome	Katarrhe, Entzündungen	Subj. Geräusche als Teilerscheinungen bei Vergiftungen	Ohrenleiden sehr selten, in *Berlin* nach Leu und Chajes an letzter Stelle, in München 1879—1903 0,6 vH, 1912 bis 1920 1,74 vH

II. Industrie.
A. *Metalle.*

1. *Edelmetalle* (Gold, Silber)	Mechanische u. chemische Staubwirkung, Benzindämpfe, Hitze	Verfärbungen (Argyrie)	—	Ohrensausen	Bei Gold- und Metall*schlägerei* Aufschlagen bis zu 12 kg schwerer Hämmer 80—1000mal in der Minute (Horst u. Kriz)
2. *Eisenhütten*	Abnorm hohe Hitze, Temperaturwechsel, strahlende Wärme, Metall-, Kohlen-, Schamottestaub, giftige Gase, Kohlenoxyd, Schwefelwasserstoff, Explosionsgefahr, Lärm	Ekzeme, Konkremente, Verletzungen	Katarrhe, Entzündungen	Lärmschwerhörigkeit, subj. Ohrgeräusche durch Giftwirkung	—
3. *Eisenfabrikation* (Hämmern, Walzen, Schmieden, Nieten, Schleifen, Polieren)	Wie bei 2., dazu intensivster Lärm, Quecksilber (Feuervergolden), Blei (Emaillieren, Feilenhauen)	(kleine Splitter), Perichondritis	Desgl., auch Tensorspasmus	Progressive Schwerhörigkeit, auch akute Taubheit, subj. Geräusche, auch Gehörshalluzinationen (Blei)	In einigen Betrieben trotz intensivsten Lärms nur verhältnismäßig wenig Schwerhörigkeit, z.B. nach Mitteilung des bad. Landesgewerbearztes 1914 in Drahtstiftfabriken. — Zu berücksichtigen ist hier auch häufige Kombination v. Mittelohr- u. Innenohraffektionen
4. *Bleiindustrie* (einschl. Akkumulatorenfabrikation)	Gase, Staub, Bleidämpfe, auch arsenhaltiger Staub und Dämpfe (z. B. bei Schrotfabrikation), Schwefelsäure (Akkumulatorenfabriken)	Gelegentlich wie bei 2 und 3	Katarrhe, Entzündungen, auch Mitbeteiligung d. Tube u. Pauke bei Stomatitis saturnina (Rohrer)	Ohrensausen, Gehörshalluzinationen, Hörstörungen	—

Berufsart	Einflüsse	Äußeres Ohr	Mittelohr	Inneres Ohr	Bemerkungen
5. Zink	Im allgemeinen ähnlich 1. Schweflige Säure, Arsen, Blei, Zink, Chlorzinkdämpfe	Gelegentlich wie 2., 3., 4.	Katarrhe, Entzündungen	—	—
6. Kupfer	Wie bei 1., dazu: Schwefel- u. Salzsäure beim Auslaugen. Intensiver Lärm des Blattmetallklopfens, Messing-Bronzewalzens, *Kupferschmiedens*	—	Desgl.	Lärmschäden	—
7. Arsen, Quecksilber	Spezifische Giftwirkung	Geschwüre	Reizzustände	Intoxikationen	Lewin stellte bei Arsenvergiftung Otitis interna fest.

B. Chemische Industrie.

Berufsart	Einflüsse	Äußeres Ohr	Mittelohr	Inneres Ohr	Bemerkungen
1. Kochsalz	Hitze, Salzdunst	Ekzeme	Entzündungen	—	—
2. Chlor	Dämpfe	Reizungen	Reizungen	—	—
3. Schwefelwasserstoff	Spezifische Giftwirkung	—	Mittelohrkatarrhe	—	—
4. Schwefelkohlenstoff	Desgl.	—	—	Ohrensausen, Hörstörungen (Goldschmidt)	—
5. Blausäure	Giftige Dämpfe	Ekzeme	Tubenkatarrhe	Ohrensausen	—
6. Flußsäure	Dämpfe	—	—	—	—
7. Aromatische Nitro- und Amidoverbindungen	Spezifische Giftwirkung	—	—	—	Bei Trommelfellperforation leichtere Möglichkeit der Intoxikation angenommen (Curschmann)

GEWERBLICHE OHRENSCHÄDIGUNGEN

C. Steine und Erden.

1. Diamant-schleiferei	Sandsteinstaub, Blei	—	—	—
2. Steinbruch, Steinmetzerei	Witterung, Durchnässung, Staub, Detonationen	—	Entzündungen Mittelohr-schwerhörigkeit	Gelegentlich Lärm-schäden[1]
3. Schmirgel-fabrikation	Staub, Lärm der Kugel-mühlen	Konkremente	Desgl.	Desgl.
4. Zement-werke	Staub, intensives Ge-räusch der Mahlapparate	Konkremente, „Inkrustationen (Arens nach Angabe von Fa-brikärzten)"	Desgl.	Lärmschwerhörig-keit der Zement-müller
5. Kalkbrennerei	Staub, Temperaturwechsel	Ekzeme, Kon-kremente	Tubenkatarrhe, Entzündungen	—
6. Ziegeleien, Schamotte	Wie 5, dazu Nässe, Lärm von Mahlapparaten, An-kylostomum	Desgl.	Desgl.	Labyrinthanämie (Ankylostomum)
7. Ton-, Porzel-lanfabriken	Stehen in Nässe, Han-tieren mit feuchtem Mate-rial, kieselsäurehaltiger Staub, bleihaltige Glasur, auch Salzsäuredämpfe	—	Desgl.	Gelegentl. Schwer-hörigkeit durch Lärm beim Zer-kleinern
8. Glasfabri-kation	Temperaturwechsel, Hitze Staub, Kieselsäure, Blei, schwefl. Säure, auch Arsen Beim Blasen lokaler Luft-druck, Kongestionen	Ekzeme	Mittelohraffek-tionen aller Art, auch Trommel-fellatrophie (Wanner)	Ohrensausen durch Kongestion, Hör-störungen beim Schleifen, vereinzelt Schwindel (Fischer)

Letzte Spalte:
- Durch Modernisierung der Betriebe früher beobach-tete Schädlichkeiten ab-gestellt. Roepke
- Mühlsteinstaub besonders gefährlich
- Nach Roepke bei „Traß-müllern" ähnliche Ver-hältnisse
- —
- —
- —
- —
- —

[1] In der Steinindustrie oft trotz großen Lärmes keine Störungen.

Berufsart	Einflusse	Festgestellte Ohrenleiden.			Bemerkungen
		Äußeres Ohr	Mittelohr	Inneres Ohr	
D. Holz.					
1. Sägewerke, Holzverarbeitung	Holz- und anderer Staub. Chemikalien, Öle ausländischer Hölzer, Pyridinbasen (?), denatur. Spiritus, auch Blei, Lärm der Sägen	Ekzeme	Katarrhe	Ohrensausen (Intoxikation, Lewy), Lärmschwerhörigkeit (Raymund)	Bei Holzarbeitern Lärmschäden selten
2. Böttcherei, Faßbinderei	Lärm, Hohlschlag	—	—	Lärmschwerhörigkeit	—
E. Textilwaren.					
1. Spinnerei	Maschinenlärm, Luftschall und Bodenerschütterung. Jute, Flachs, Hanfstaub, Teer, Tran	Konkremente mit Faserbeimengungen	Katarrhe, Entzündungen	Subjekt Geräusche, progressive Schwerhörigkeit, akustische Hyperästhesie	—
2. Weberei	Vereinzelt Blei, Quecksilber	Ekzeme, Mykosen, Konkremente	Desgl.	Desgl.	—
3. Bleicherei, Färberei, Druckerei	Chemikalien (Chlor, schwefl. Säure, Beizen, essigs. Tonerde) Intensivstes Geräusch der Beetlemaschinen, Fadenglätten	—	Desgl.	Subjekt. Geräusche Schwindel[1], Schwerhörigkeit, Beetletaubheit (Coosemans)	—
Abnorm heiße, feuchte staubige Luft mit Faserbeimengungen					
F. Leder.					
1. Gerberei	Nässe, Chemikalien, Fäulnisgase	—	Katarrhe, Entzündungen	—	—
2. Schuhfabriken	Maschinenlärm (besonders sog. Aufschlagmaschinen)	—	—	Ohrensausen, Hörstörungen	In großen Schuhfabriken vollzieht sich der Arbeitsprozeß von der frischen Tierhaut bis zum fertigen Stiefel vielfach in dem gleichen Betriebe

[1] Bei Verwendung essigsaurer Dämpfe durch Roepke festgestellt.

GEWERBLICHE OHRENSCHÄDIGUNGEN

III. Bodenbearbeitung und Bergbau.

1. *Landwirtschaft, Viehzucht*	Witterungseinflüsse. Schimmelpilze, Aktinomykozes, Maul- und Klauenseuche	Fremdkörper (Getreidepartikel), Mykosen, Herpesart. Ausschlag bei Maul- u. Klauenseuche (Siegel)	Katarrhe, Entzündung,, Herpesbläschen auf das Trommelfell bei Maul- und Klauenseuche (Siegel)	—	—
2. *Bergbau*	Hohe Temperaturen, Nässe, Zugluft, Kohlensäureüberladung der Luft, Staub, bes. auch chemisch wirkender, je nach Art des geförderten Materials u. a. Kohlenoxyd. Lärm der Preßluftbohrer. Detonationen. Ankylostom.	Verfärbungen, Konkremente, Ekzeme, Geschwüre (Arsen)	Reizungen, Katarrhe, Entzündungen	Subjekt. Geräusche Schwerhörigkeit, Labyrinthanämie, Hyperaesthes. acust, (Ankylostomiasis) Vestibularstörung (Quecksilber, Wolf)	—

IV. Bauwesen.

1. *Hausbau*	Witterung, schweißerregende Arbeit in Zugluft, Schultertragen v. Lasten Koksfeuer, Lärm von Preßluftmeißeln	Erfrierungen, Ekzeme, Othämatom	Katarrhe, Entzündungen	—	Nach Ministerialerlaß 4. VII. 1913 (Preußen) offene Koksfeuer in Neubauten verboten, geeignete Unterkunftsräume angeordnet
2. *Tiefbau, Brücken, Schleusenbau*	Witterungseinflüsse, Nässe, Druckverschiebung	—	Ekchymosen, Tubenkatarrh, Transsudate, Blutungen, Entzündungen	Gasembolie, Blutung	—

V. Nahrungsmittelfach.

1. *Getreidemüller*	Staub, Lärm	Konkremente, Entzündungen	Katarrhe, Entzündungen	Schwerhörigkeit	—
2. *Bäcker*	Temperaturwechsel, Mehlstaub	Konkremente, Ekzeme, Furunkel	Katarrhe, Entzündungen	—	—
3. *Zuckerfabrikation*	Hohe Temperaturen, Zuckerstaub	Furunkel	—	—	—
4. *Brauerei*	Staub, heiße, feuchte Luft, Temperaturwechsel	—	Katarrhe, Entzündungen	—	—

Man beginnt jetzt mit dem Versuch einer quantitativen Schallmessung nach Barkhausen (Holtzmann, Beck), auf deren Ergebnissen sich vielleicht eine Einteilung basieren läßt, kann aber wohl, was die Lärmschädigung betrifft, schon jetzt den Grundsatz aufstellen, daß die Zahl der schwerhörigen und ertaubten Arbeiter um so größer ist, je leitungsfähiger das Arbeitsmaterial für Schall ist. So steht die Metallindustrie an der Spitze, die Holz- und Steinindustrie anscheinend in letzter Reihe. Aber es steht außer Frage, daß in Betrieben aller Art, in denen Dynamos, Motoren, Umformer, Spinn-, Web-, Buchdruckmaschinen, besonders Schnellpressen sowie Spezialmaschinen, deren Aufzählung zu weit führen würde, zur Verwendung kommen, auch Lärmschwerhörigkeit entsteht, wenn auch nicht in dem Umfange wie etwa bei der Metallindustrie oder der Weberei. Hier spielt auch die Art des Gebäudes eine Rolle, besonders wirken Eisenbetonbauten schallverstärkend; auch ist es ein Unterschied, ob die Lärmarbeiten im Parterre oder in Etagen, auf gestampftem Boden oder unterkellerter Diele stattfinden.

Der Eisenbahnbetrieb war der erste, dessen Einfluß auf Ohren von Ohrenärzten untersucht wurde. Ich verweise auf die einschlägigen Werke und möchte hier nur wiederholen, was ich a. a. O. oftmals betont habe, daß die Betriebswerkstättenarbeiter schon manchmal, bevor sie zum Maschinendienst übergehen, unerkannte Anfangsstadien der Lärmerkrankung des inneren Ohres aufweisen, die durch die bisherige Organisation der Betriebsuntersuchung sicher noch nicht genügend festgestellt werden konnten.

In der Metallindustrie wissen wir durch Statistiken, daß die Schwerhörigkeit nicht allein bei Kessel- und Hammerschmieden stark verbreitet ist, sondern daß sie bei allem mechanischen Preßluftnieten geradezu als unentrinnbares Schicksal gilt. Sprach man früher nur von Kesselschmiedetaubheit, so kann jetzt von Nieterschwerhörigkeit gesprochen werden. Aber auch sonstige Beschäftigung, die Preßluftapparate erfordern, führen zu Gehörschädigungen, so z. B. Kesselreinigung durch Preßluftabklopfer.

Man stelle sich nun einmal vor, wenn man es noch nicht aus eigener Erfahrung kennt, wie folgende Arbeitslage etwa auf das Gehör wirken muß, die ein Schiffsnieter einer Werft in einer unserer Handelsstädte anschaulich schildert: „Bei einem Schiff, das genietet wird, besteht der Boden etwa aus einer Platte von 10—15 cm Dicke. Die Decke in den Zwischenräumen, die $2^1/_2$ m, manchmal auch weniger hoch ist, besteht aus demselben Material; in diesen Raum sind eine Anzahl Kammern eingebaut, die aus mehr oder weniger starkem Blech bestehen, von 4—5, bis 8 mm Dicke; in solchem Raum wird nun mit 10 Preßlufthämmern gearbeitet — wenn man aus solchem Raum herauskommt, ist man tatsächlich ganz taub. Der Lärm ist andauernd außerordentlich stark; wenn der eine aufhört, arbeiten immer noch die anderen 9 Preßlufthämmer. Auch der Schall der

Wände ist derartig stark, daß es schon genügt, wenn zwei oder drei arbeiten, eine Schwerhörigkeit herbeizuführen. Eine Schalldämpfung anzubringen, ist natürlich kaum möglich. Ich stehe dauernd den ganzen Tag und arbeite mit dem Preßlufthammer und über mir nietet auch einer — — —

Es ist bei uns im Schiffsbetrieb besonders schwer und es finden sich auch wohl bei den Nietern und Stemmern die meisten Schwerhörigen."

Und nun schildert er weiter, wie solche schwerhörig Gewordenen sich in Versammlungen vorn um die Tribüne herumdrängen, um wenigstens etwas von dem zu verstehen, was der Redner sagt, wie die bescheidensten Unterhaltungen, Theatervorstellungen und Musik, ihnen erschwert oder unmöglich gemacht sind, wie sie des Gehörs wegen eine andere Beschäftigung kaum finden. — Ein anderer, ein Hammerschmied aus dem rheinisch-westfälischen Industriegebiet, erzählt von Meistern, die so schwerhörig sind, daß sie das Telephon nicht bedienen können, was eine große Erschwerung im Betriebe bedeutet, wie der Hammerführer, der auf das Kommando des Hammerschmiedes am Hammer angewiesen ist, sein Gehör anzustrengen hat, und wie leicht ein Unfall am Hammer eintreten kann, wenn die Kommandos überhört werden. Eine Anzahl von Verputzern, die mit Preßluftwerkzeugen arbeiten, haben ihm erklärt, ihr Gehör habe so stark gelitten, daß sie die Warnungssignale nicht mehr hören, auch nicht das Läuten zum Mittag. Ein Berufswechsel ist ungemein schwierig, weil solche Leute ihres Gehörs wegen vielfach abgewiesen werden.

Abhilfe grundlegender Art wäre von zwei Seiten her zu erwarten, von der der Technik und der der Sozialhygiene. Es sind hoffnungsvolle Anzeichen dafür vorhanden, daß es der ersteren gelingt, das geräuschvolle Schlagnieten durch geräuschlose Methoden zu ersetzen. Leider verfügt die Sozialhygiene noch nicht über genügend gesicherte Kenntnisse auf dem Gebiete der Konstitutionsforschung, um schon zu einer Auslese widerstandsfähiger Arbeiter befähigt zu sein. Die Probleme sind in dieser Hinsicht besonders schwierig, weil es sich nicht allein um die Beurteilung der allgemeinen Widerstandsfähigkeit handelt, sondern auch um die des Gehörorgans im speziellen. So wird man fundamentale Änderungen für die nächste Zeit noch nicht erwarten dürfen und sich mit Palliativen begnügen müssen. Zu diesen gehört die Verlegung lärmender Arbeiten ins Freie, eine Bauhygiene, die auch das akustische Moment berücksichtigt, Isolierung geräuschvoller Maschinen sowie des Körpers des Arbeiters da, wo das durchführbar ist und Erfolg verspricht, und schließlich Werkzeugkontrolle, da schlecht gewordene Werkzeuge die Gefahren für das Ohr vermehren.

Was die Weberei betrifft, so hat Professor Roepke festgestellt: Wer länger als zwei Jahre in einer Fabrik gewebt hat, hört nicht mehr normal. Bei Webern, die länger als acht Jahre gearbeitet hatten, fand sich Gehör für Flüsterstimme unter 2 m. Dazu kommt vielfach Ohrensausen, Ohrengeräusche, die man als Leiden nicht gering achten soll, denn sie wirken bei manchen Menschen allgemein krank machend.

Die Unterschiede im Webereibetriebe sind ja sehr verschieden, es kommt hier besonders auf die Bauart des Betriebsgebäudes und die Anzahl der gleichzeitig laufenden Webstühle sowie das System an. Man kann sich denken, daß wenn 100 Webstühle in hallenden Etagenräumen aufgestellt sind, das Gehör gefährdet sein muß.

Wegen weiterer Betriebe verweise ich erneut auf meine Tabelle und möchte nur noch, da ich fast immer nach dem Einfluß des Telephonierens gefragt werde, bemerken, daß berufliche Schwerhörigkeit bei Fernsprechbeamten nicht verbreitet ist, daß dagegen besonders beim weiblichen Personal Beeinflussung des Nervensystems durch anstrengenden Dienst bei stets geschärfter Aufmerksamkeit nicht allzuselten beobachtet und durch übermäßige Inanspruchnahme des Gehörorgans zu erklären versucht wird.

Auf die Einflüsse des Eisenbahndienstes einzugehen, würde in diesem Zusammenhang zu weit führen. Es muß darauf hingewiesen werden, daß hier schon eine sehr sorgfältige Auslese bei der Einstellung stattfindet und daß auch regelmäßige Kontrolluntersuchungen eingeführt sind. Freilich werden, was ja im Interesse der Betriebssicherheit auch das Wichtigste ist, hier nur schwerere Fälle festgestellt werden können, während, was für Zwecke der Vorbeugung wesentlich wäre, die Anfangsstadien nicht erfaßt werden.

Es war keine lückenlose Darstellung, die ich in Vorstehendem zu geben vermochte, ich hoffe aber die zur Zeit für die Gewerbehygiene wichtigsten Punkte mit genügender Deutlichkeit hervorgehoben zu haben und schließe mit folgenden Feststellungen:

Die durch Lärm entstehenden Hörstörungen leichten Grades treten so allmählich auf, daß sie der Mehrzahl der Arbeiter entweder gar nicht oder erst dann zum Bewußtsein kommen, wenn es für eine Besserung oder Heilung zu spät ist. Die Berufsschwerhörigkeit der Kesselschmiede, Hammerschmiede, Nieter und Weber wird bisher für unentrinnbar angesehen.

Beides halte ich für einen Fehler unserer Kulturzustände und glaube, daß man daran arbeiten muß, hier allmählich Abhilfe zu schaffen.

Dazu ist nötig: Vertiefung der Berufsberatung auf Grund weiterer ohrenärztlicher Forschung zum Zwecke der Fernhaltung Ungeeigneter von ohrgefährdenden Betrieben;

Belehrung der Arbeiter in Wort und Schrift (Ohrenmerkblatt!), damit sie auf ihr Gehörorgan achten und sich rechtzeitig melden;

regelmäßige ohrenärztliche Betriebsuntersuchungen nach einheitlichem Schema;

Förderung solcher technischen Betriebsverbesserungen, die Lärmbetriebe in geräuschlose umzustellen oder unvermeidlichen Lärm zu dämpfen geeignet sind.

Wir werden über kurz oder lang zu einer **Arbeitsgemeinschaft von Gewerbehygienikern, Ohrenärzten, Ingenieuren und Vertretern der Sozialversicherung und Sozialfürsorge** gelangen müssen. Diese wäre die geeignete Instanz, um wissenschaftliche Arbeiten großen Stiles zu ermöglichen, von denen ich zunächst solche für wichtig halte, die folgende Fragen klären:

1. Welche Veränderungen am Mittelohr disponieren zu gewerblichen Lärmschäden, welche schützen vor ihnen?

2. Wie erfaßt und heilt man die Anfangsstadien der gewerblichen Lärmschwerhörigkeit am besten?

3. Welche Rolle spielen im praktischen Gewerbebetrieb die verschiedenen Arten der Schalleitung?

4. Wie kann man unter möglichst geringer Belastung des Betriebes und Belästigung des einzelnen im Lärmbetriebe vorbeugend wirken?

Die Bearbeitung dieser Fragen, zu denen sich noch andere gesellen ließen, wie z. B. die der exakten Schallmessung, der Rolle der Binnenmuskulatur, wird Jahre in Anspruch nehmen. Die praktische Gewerbehygiene kann auf ihre restlose Lösung nicht warten, ein Anfang muß nun endlich gemacht werden, sowohl in wissenschaftlicher als auch in praktischer Beziehung.

Die technischen Maßnahmen zur Bekämpfung von Erschütterungen und von starken Geräuschen industrieller Anlagen.

Vom Gewerberat Dr. Maué, Münster i. W.

Zu den unliebsamen Begleiterscheinungen, die die immer mehr fortschreitende Industrialisierung Deutschlands im Gefolge hat, gehören nicht in letzter Linie die Erregung von starken Geräuschen und Erschütterungen und die Möglichkeit ihrer Übertragung auf einen weiten Umkreis um ihren Entstehungsort.

Bislang hat man dieser Tatsache eine verhältnismäßig geringe Beachtung beigelegt, die Frage der Geräusch- und Erschütterungsbelästigung wurde hauptsächlich dann brennend, wenn ein Nachbar des Betriebes wegen derartiger Einwirkungen Beschwerde bei der Polizei oder Klage vor Gericht erhob. Erst verhältnismäßig spät hat die wissenschaftliche Forschung sich damit befaßt, festzustellen, welche und wie starke Folgen Geräusche und Erschütterungen besonders auf die unmittelbar am Entstehungsort derselben tätigen Arbeiter, die diesen Einwirkungen natürlich in ganz besonderem Maße ausgesetzt sind, auslösen. Systematisch durchgeführte Untersuchungen von in derartigen Lärmbetrieben beschäftigten Arbeitern ergaben die Tatsache, daß bei einem sehr großen Prozentsatz derartiger Arbeiter pathologische Veränderungen der Gehörorgane, Perforation des Trommelfelles und im Zusammenhang damit mehr oder minder starke Schwerhörigkeit bis zur Taubheit festgestellt werden konnte. Für die Häufigkeit und Schwere dieser Schädigungen dürfte bezeichnend sein, daß der Sozialpolitische Ausschuß des Vorläufigen Reichswirtschaftsrats in seiner Sitzung vom 26. 4. 1927 folgenden Beschluß faßte: „In die Verordnung über die Ausdehnung der Unfallversicherung auf gewerbliche Berufskrankheiten vom 12. Mai 1925 ist neu aufzunehmen: Taubheit oder an Taubheit grenzende Schwerhörigkeit, hervorgerufen durch Beschäftigung in Lärmbetrieben, z. B. Kesselschmieden, Schiffswerften, Textilfabriken usw."

Die Erschütterungen, denen die Arbeiter in der Nähe der Entstehungsstelle ausgesetzt sind, können einmal durch die Übertragung starker Erschütterungen auf den Gehörgang zur Schwerhörigkeit beitragen, außerdem kann durch die ständige Vibration des Körpers ein frühzeitiges Ermüden und die Auslösung nervöser Störungen hervorgerufen werden. Für die weiter ab von der Entstehungsstelle der Erschütterungen und der Geräusche tätigen Arbeiter und die Anlieger von Lärmbetrieben wird sich ihre Einwirkung in der Hauptsache auf die Hervorrufung nervöser Beschwerden beschränken, die aber hinreichen können, den ganzen Gesundheitszustand, namentlich bei empfindlich veranlagten Personen, in stärkstem Ausmaße zu schädigen.

Welche Mittel uns heute zur Verfügung stehen, um die Entstehung und Übertragung von Geräuschen und Erschütterungen, die von gewerblichen Anlagen ausgehen, zu verhüten oder wenigstens zu vermindern und dadurch die kurz aufgezeigten Folgeerscheinungen für die Arbeiter in Lärmbetrieben und die Anwohner hintanzustellen, soll in den folgenden Ausführungen dargelegt werden.

Als Schall ganz allgemein wird jede Gehörsempfindung, die durch Einwirkungen von Schwingungen auf das Trommelfell entsteht, bezeichnet. Erfolgen die Luftschwingungen mit großer Gleichmäßigkeit und treffen sie daher mit großer Regelmäßigkeit auf das menschliche Trommelfell, so wird die Gehörsempfindung als Klang bezeichnet.

Geräusche hingegen entstehen durch eine unregelmäßige Folge von Schwingungen und stellen deshalb einen schnellen Wechsel verschiedenartiger Gehörsempfindungen dar, der auch durch das Zusammenwirken von verschiedenen, einander störenden Klängen hervorgerufen werden kann.

Töne werden nur innerhalb bestimmter Tonhöhen wahrgenommen, hörbar sind für uns nur Töne mit 15 bis 20000 vollen Schwingungen in der Sekunde. Die Schwingungen unterhalb der unteren Hörgrenze sind für die Technik der Schallisolation trotzdem sehr wichtig, da diese langwelligen Schwingungen, die als Erschütterungen bezeichnet werden, wenn auch nicht gehört, so doch durch den Tastsinn gespürt werden und sich sehr unliebsam bemerkbar machen können. Der Unterschied zwischen Tönen und Erschütterungen ist daher nicht physikalischer, sondern physiologischer Natur.

Ein Schall pflanzt sich fort durch Schwingungen der Luft oder durch Schwingungen von festen oder flüssigen Körpern, man unterscheidet daher für die Fortpflanzung Luftschall oder Bodenschall.

Die Schallgeschwindigkeit beträgt bei 0° für Luft 330, für Wasser 1435, für Holz 3400 und für Eisen und Glas 5000 m in der Sekunde.

Allgemein kann man sagen: je fester, zäher und starrer ein Körper ist, je heller der aus ihm durch Beklopfen erzeugte Ton ausfällt, desto lebhafter schreiten die Schallwellen in ihm fort und desto kräftiger werden sie gegebenen Ortes aus ihm heraustreten.

Versetzt man einen Körper in Spannung, so wird seine Schallleitung ganz wesentlich erhöht und wächst mit ihr. Selbst Körper mit ganz dumpfem Eigenklang erhalten durch Spannung eine lebhafte Klangfarbe.

In welchen Betrieben und durch welche Arbeitsverrichtungen und Maschinen werden nun hauptsächlich Geräusche und Erschütterungen hervorgerufen?

Die einfachen kleinen Handwerksbetriebe, die ohne Maschinen arbeiten und die zu den Lärmbetrieben zu rechnen sind, erzeugen meist nur Geräusche, weniger Erschütterungen. Ich erwähne die Schlosser, namentlich die Bauschlosser, die Schmiede, Kesselschmiede, Kupferschmiede, Hammerschmiede und Klempner, deren Arbeiten oft mit heftigen Geräuschen verknüpft sind. Mit der Einführung von Maschinen ist wohl manche der in den vorbezeichneten Betrieben vorgenommenen Arbeitsverrichtungen aus einer sehr geräuschvollen zu einer geräuschlosen geworden. Ich erinnere an die schweren Eisenscheren, die jetzt ohne alles Geräusch die dicksten Eisenprofile durchschneiden, an die Nietpressen usw. Diese angenehme Nebenerscheinung bei der Einführung des maschinellen Betriebes sind aber im allgemeinen nur recht spärlich und kaum in die Wagschale fallend gegenüber dem Lärm und den Erschütterungen, die mit der Verwendung von Maschinen sehr oft verknüpft sind. Der Lärm der von Hand bewegten Niethämmer ist wohl durch die Einführung der Nietpresse teilweise verschwunden, dafür aber sind in großer Anzahl pneumatische und elektrische Niethämmer eingeführt, die noch einen viel schlimmeren Lärm verursachen als die von Hand bewegten Niethämmer. Es wird dies erklärlich, wenn man bedenkt, daß diese Hämmer in jeder Minute etwa 600 Schläge ausführen. Welch prasselndes Getöse und welche Erschütterungen diese Arbeiten in einem nach den Seiten teilweise abgeschlossenen Werkstück, z. B. in einem Dampfkessel oder einem Gasometer, auslösen, kann man sich kaum vorstellen. Ähnlich liegen die Verhältnisse in den Gußputzereien, in denen das Abschlagen des Grates von Hand hinsichtlich des Lärms als harmlos bezeichnet werden kann gegenüber den pneumatischen oder elektrischen Meißelhämmern, oder beim Reinigen von Dampfkesseln, das jetzt vielfach nicht mehr mittels Hammers von Hand, sondern durch elektrische oder Luftdruckapparate vorgenommen wird, die noch bedeutend schneller arbeiten als die erwähnten Niethämmer mit 600 Schlägen in der Minute. Ein Luft- oder Federhammer erzeugt in einer Zeiteinheit mehr und unter Umständen bedeutend geräuschvollere Schläge, als eine große Anzahl von Schmieden ausführen kann. Das monotone Geräusch der von Hand bewegten Hämmer der Nagelschmiede war harmlos gegenüber dem Getöse einer modernen Maschine zur Herstellung von Nägeln.

Ich erinnere an das Stoßen von Dampfmaschinen, an das Rattern von Dieselmotoren oder anderer Explosionsmotoren und an ihre Auspuffgeräusche, an das Heulen von Elektromotoren und von Ventilatoren, an das Schlagen von Transmissionen und von Treibriemen, an die Geräusche und Erschütterungen, die durch das Ausströmen von Gasen oder von Dampf entstehen können. Ich weise ferner hin auf die Spinnereien und Webereien, in denen meist von der großen Zahl der in den einzelnen Räumen aufgestellten schnellaufenden Maschinen ein solches Getöse auszugehen pflegt, daß man kaum sein eigenes Wort verstehen kann. In den Holzbearbeitungsbetrieben machen sich die Kreissägen durch ein kreischendes, die Bandsägen durch ein hellklingendes Geräusch und die Abrichtmaschinen durch ihr Brummen höchst störend bemerkbar. In Betrieben, in denen Materialien in Kugelmühlen zerkleinert werden, z. B. in der Zementindustrie beim Mahlen des Rohmaterials und der gebrannten Klinker, verursacht das Anschlagen der Kugeln an den Eisenwänden der Mühlen ein ohrenbetäubendes Getöse. Kaum geringer ist der Lärm in einem Betrieb, in dem in Stampfwerken die sogenannten Bronzefarben hergestellt werden.

Wie ich bereits vorhin ausgeführt habe, werden Geräusche und Erschütterungen entweder durch Luftschall oder durch Bodenschall weitergeleitet. Zunächst sollen die durch Luftschall weitergeleiteten Geräusche und Erschütterungen und die Maßnahmen dagegen behandelt werden.

Schallträger ist also die Luft, deren einzelne Teilchen durch einen Impuls in Schwingungen versetzt werden und sich nun in Verdichtungs- oder Longitudinalwellen fortbewegen. Für die Fortpflanzung eines Luftschalles aus einem geschlossenen Raum sind drei Möglichkeiten vorhanden. Ein Teil der Schallenergie wird von den Wänden wieder reflektiert, es entsteht dadurch der Nachschall; ein Teil dringt in die Wand ein und wird durch Überführung in eine andere Energieform (Wärme) absorbiert, ein dritter Teil dringt in die Wand und tritt auf der anderen Seite wieder als Luftschall auf. Dies Durchdringen einer Wand kann auf dreierlei Weise geschehen, von denen ich nur auf die beiden wichtigen eingehen möchte. Einmal kann der Schall in einer luftdurchlässigen Wand von Pore zu Pore übertragen werden, dabei findet eine Drosselung der Schallwellen nur in geringem Maße statt. Außerdem kann eine Übertragung des Schalles dadurch entstehen, daß eine Wand als Ganzes durch die auffallenden Schwingungen Durchbiegungen erleidet und dadurch die jenseits gelegenen Luftmassen in Schwingungen versetzt.

Welche technischen Maßnahmen können nun getroffen werden, um diese Geräusche und Erschütterungen und ihre Weiterverbreitung durch Luftschall zu verhindern oder wenigstens zu vermindern, wenn eine völlige Verhinderung nicht möglich ist?

Zunächst soll betrachtet werden, wie in den Betrieben die Arbeiter, die unmittelbar an der Entstehungsstelle der Geräusche und Erschütterungen sich aufhalten, geschützt werden können.

Soweit ein Handbetrieb in Frage kommt, der die Geräusche hervorruft, die durch Luftschall verbreitet werden, sind Maßnahmen zum Schutze der damit beschäftigten Arbeiter kaum möglich. Welche technischen Schutzmaßnahmen sollten auch sich z. B. treffen lassen gegen den Lärm, den der Schmied und der Schlosser beim Schmieden des Eisens selbst hervorruft? Gewiß lassen sich manche bei Handarbeiten entstehenden Geräusche etwas vermindern, indem man die Werkstücke auf schalldämpfende Unterlagen legt, oder indem man z. B. gegen das Dröhnen einen großen Kessel beim Vernieten oder Verstemmen mit einem starken Seil fest umspannt, ihn mit Sandsäcken belegt oder gegen die Wandungen Korkplatten oder Filzstücke stark anpreßt. Derartige Schutzmaßnahmen sind aber im großen und ganzen doch nur in recht beschränktem Maße anwendbar. Das verschiedentlich empfohlene Einlegen von Watte in die Ohren oder von Antiphonen hat sich nicht bewährt; auch von isolierten Schallhelmen, die über den Kopf und beide Ohren gezogen werden, kann ich mir kaum großen Erfolg versprechen, auch wenn der Helm aus leichtem Zeug gearbeitet und mit einem dichten, aber leichten Isoliermaterial gepolstert ist. Meines Erachtens wird ein längeres Tragen eines solchen Helmes bei anstrengender Arbeit eine nicht zu ertragende Hitze des Kopfes hervorrufen. Es ist meines Erachtens anzunehmen, daß die Schallhelme von den Arbeitern ebensowenig getragen werden wie auch Respiratoren gegen die Einatmung von schädlichen Staubarten.

Eine wirklich wirksame Schutzmaßnahme für die Arbeiter besteht darin, daß nur vollkommen gesunde Menschen, die besonders nicht für Ohrenleiden prädestiniert sein dürfen, zu besonders geräuschvollen Arbeiten herangezogen werden, und daß die Arbeiter dem Geräusch nicht allzu lange Zeit ausgesetzt werden.

Auch gegen den durch Luftschall verbreiteten Lärm der Maschinen läßt sich, wenn der Lärm erst einmal entstanden ist, zum Schutze der an diesen Maschinen oder in der Nähe beschäftigten Arbeiter wenig tun. Dagegen ist dem Gesichtspunkte größere Beachtung zu schenken, daß in vielen Fällen der Lärm nicht zu entstehen braucht, wenn die Maschinen gut konstruiert sind und in gutem Zustande gehalten werden. Die Maschinenteile selbst müssen genau gearbeitet und eingepaßt sein, Zahnräder mit gefrästen Zähnen haben ruhigeren Gang als solche mit gegossenem Zahnkranz. Gut bewährt haben sich auch Zahnradgetriebe, die völlig in Öl laufen, geräuschlosen Gang zeigen Zahnräder, die aus Vulkanfiber oder aus Rohhäuten hergestellt sind.

Es muß darauf geachtet werden, daß Schrauben oder Keile nicht locker sitzen, daß die Lager sich immer in gutem Zustande befinden, und daß sie sowohl wie die übrigen Maschinenteile (soweit das möglich ist) gut geschmiert sind, verschlissene Kolben und Zylinder müssen nachgearbeitet und ausgewechselt werden. Bei schnelllaufenden Maschinen müssen die rotierenden Teile möglichst glatt und frei von vorspringenden Teilen sein, wenn nötig, sind die Arme von Seil- und Riemenscheiben beiderseits mit Blech oder Holzscheiben zu verkleiden. Die Gehäuse von Ventilatoren, Exhaustoren, Gebläsen, Transformatoren sind mit Stoffen wie Filz oder Kork abzudämpfen. Fehlzündungen in Explosionsmotoren lassen sich durch häufige Reinigung der Zylinder von festgebranntem Schmieröl, richtiges Einstellen der Zündung, sorgfältige Regulierung des Gaszuflusses vermeiden. In den Auspuffleitungen der Explosionsmotoren angebrachte Auspufftöpfe dämpfen die auch von der Nachbarschaft oft sehr störend empfundenen Auspuffgeräusche ab.

Das lästige Schlagen der Transmissionsriemen, das meist durch Verbindungsstücke aus Metall hervorgerufen wird, kann vermieden werden, wenn die Riemen gut zusammengeleimt oder vernäht werden. Die Verwendung von elektrischem Einzelantrieb der Arbeitsmaschinen hat nebenbei auch den Vorteil, daß infolge Wegfallens der Transmissionen und Riemen eine nicht unerhebliche Lärmquelle beseitigt wird. Das Absaugen des Staubes an den Holzbearbeitungsmaschinen an seiner Entstehungsstelle hat die Nebenwirkung, daß das bei der Bearbeitung des Holzes auf den Maschinen entstehende Geräusch in dem Arbeitsraum geringer wird, die Luftschallwellen werden abgesogen und in die Spänesilos abgeleitet.

Sicherlich wäre es, wenn das Interesse dafür erst bei den Maschinenfabriken gewachsen ist, möglich, eine ganze Reihe von Maschinen so umzukonstruieren, daß das jetzt mit dem Gang der Maschinen untrennbar verbundene Geräusch überhaupt wegfallen würde oder aber wenigstens erheblich vermindert werden konnte.

Zuletzt möchte ich als eine für den Schutz der Arbeiter gegen den Luftschall sehr wünschenswerte Maßregel es bezeichnen, den Kreis der von dem Lärm der Hand- oder der Maschinenarbeit betroffenen Arbeiter möglichst klein zu halten, diese geräuschvollen Arbeiten möglichst in besonderen Räumen vornehmen zu lassen, in denen sich nur soviel Arbeiter befinden, als die Arbeit unbedingt erfordert.

An sich wäre es ja in manchen Fällen für die Arbeiter vorteilhaft, wenn geräuschvolle Arbeiten im Freien vorgenommen würden, da sich dann der Luftschall schnell verbreiten und nicht von den Wänden reflektiert würde. Dem steht aber entgegen, daß in den meisten Fällen Anwohner des Betriebes vorhanden sein dürften, die sich diesen Lärm gefallen zu lassen nicht geneigt sein dürften. Aus Gründen des Nachbarschutzes ist daher dieser Weg meistens leider nicht gangbar.

Auf diesen Schutz des Nachbarn gegen Luftschall möchte ich nunmehr eingehen; dabei verstehe ich in den nachfolgenden Ausführungen unter „Nachbar" jede nicht in dem Raum, in dem das Geräusch entsteht, sich aufhaltende Person.

Ich habe oben ausgeführt, daß die Übertragung eines Luftschalles aus einem geschlossenen Raum hauptsächlich auf zwei Arten möglich ist. Einmal dadurch, daß eine Wand, besonders wenn sie unter starker Spannung steht, durch die auffallenden Luftschwingungen Durchbiegungen erleidet, und zweitens, daß der Luftschall durch die mit Luft angefüllten Poren einer Wand weitergeleitet wird.

Um die Fortpflanzung des Schalles, der durch Durchbiegung der Wände weitergeleitet wird, möglichst einzuschränken, ist als Isolator gegen den Luftschall ein Stoff anzuwenden, dessen spezifisches Gewicht und dessen Schallgeschwindigkeit möglichst von jenem der Luft abweichen. Es sind also, da die Luft ein kleines spezifisches Gewicht und eine verhältnismäßig geringe Fortpflanzungsgeschwindigkeit hat, Materialien von hohem spezifischem Gewicht und — so eigenartig das auch klingen mag — von großer Schallgeschwindigkeit anzuwenden.

Aus diesem Grunde ist die Verwendung von schweren Wänden und Decken gegen Luftschall angezeigt. Eine weitere Dämpfung kann erreicht werden dadurch, daß durch plastisches und luftundurchlässiges Material die Schallwellen vor dem Auftreffen auf die schwingungsfähigen Wandteile abgefangen werden. Bei dieser Gelegenheit möchte ich darauf hinweisen, daß die Ansicht, durch Behängen der Wände mit Stoffen oder mit dünnem Filz könne die Weiterleitung eines Schalles in benachbarte Räume verhindert werden, nur bedingt richtig ist. Das feine, stark luftdurchlässige Gewebe läßt den Luftschall fast ungehindert durch. Derartige Wandbehänge wirken vielmehr in der Hauptsache dadurch, daß sie das Reflexionsvermögen einer Wand stark herabsetzen, indem der Schall durch die oftmalige, jedesmal mit Verlusten verbundene Reflexion zwischen Gewebe und Wand abgedämpft wird.

Die Ausbreitung entstandener Schwingungen kann weiter dadurch vermindert werden, daß die Wände und Decken aus verschiedenen Stoffen verschiedener Leitungsfähigkeit bestehen oder besondere Zwischenfüllungen aus Sand, Torf, Lehm und dergleichen Stoffen erhalten. Der Wirkungsgrad solcher Zusammensetzungen ist abhängig von dem Unterschied der Schalleitungsfähigkeit der verschiedenen angewandten Stoffe. Dabei ist allerdings Voraussetzung, daß die zu den Zwischenfüllungen verwandten Materialien fest eingestampft werden, damit möglichst wenig Luft in ihnen enthalten ist. Es ist dies deshalb unbedingt notwendig, da, wie ich oben schon erwähnte, der Durchgang eines Luftschalles durch mit Luft gefüllte Poren in einer Wand nur sehr wenig erschwert wird. Zur Verwendung von Torf als Zwischenlage ist zu bemerken, daß Torf zwar ein spezifisch leichtes Material ist und außerdem auch recht viel Luft in sich einschließt, an sich also ein nach dem Vorhergesagten wenig geeignetes Mittel gegen Luftschall bilden müßte. Zu einem gewissen Grade läßt sich ja nun wohl das spezifische Gewicht vergrößern und die Menge der von den Fasern eingeschlossenen Luft verringern durch starkes Zusammenpressen. Die gute Wirkung gegen Luftschall ist jedoch auf die faserige Struktur und die rauhe Oberfläche des Torfes zurückzuführen. Die unzähligen feinen Härchen des Torfes unterstützen die Unschädlichmachung der Schallwellen, indem sie sie in Wärme umsetzen. Nach einer Veröffentlichung von Mahir im „Gesundheitsingenieur" 1914 soll gestampfter Faserstoff etwa dreimal so wenig luftschalldurchlässig sein als eingestampfter Sand oder wie Klinker mit hydraulischem Kalk gemauert.

Die zweite Möglichkeit, wie ein Luftschall durch eine Wand gelangen kann, ist dadurch gegeben, daß er durch die mit Luft gefüllten Poren des Baumaterials gelangt.

Gegen Luftschall soll deshalb eine Wand aus nicht porösen Steinen und möglichst dicht gemauert, und mit einem guten, d. h. möglichst luftabschließenden Verputz versehen sein. Aus dem vorher Gesagten ergibt sich ferner, daß die früher viel vertretene Ansicht, eine Doppelwand mit einer eingeschlossenen Luftschicht sei für die Unterdrückung des Luftschalles vorteilhaft, unrichtig ist. Dr. Weisbach gibt in seiner Abhandlung Bauakustik 1913, S. 39, für die Luftschalldurchlässgkeit der Baumaterialen, beginnend mit dem durchlässigsten Material, folgende Reihenfolge an: Kalktuffstein, Schlackenstein, Fichtenholz, Kalkmörtel, Beton, Backstein, Portlandzement, unglasierter Klinker, Sandstein, gegossener Gips, Eichenholz, glasierter Klinker. Für die Anstriche und Wandbekleidungen: Kalkfarbe, Leimfarbe, Tapete, Ölfarbe, Stuck. Eine gute und dicht gemauerte einen oder besser noch zweimal einen halben Stein starke und gutverputzte Mauer wird für gewöhnliche Verhältnisse hinreichend gegen Luftschall schützen. Voraussetzung dabei ist, daß dichte Ziegelsteine verwandt werden. Die Hauptsache ist, daß nicht irgendwelche Öffnungen vorhanden sind, durch die der Luftschall sich weiterverbreiten kann. Die Abdichtung von Öffnungen für die Durchführung von Rohrleitungen für Heizung, Gas, Wasser und von elektrischen Leitungen muß daher möglichst sorgfältig durchgeführt werden. Einfache Türen genügen meistens nicht, um den Durchgang des Luftschalles zu verhindern, es sind vielmehr sehr oft Doppeltüren erforderlich, die außerdem dicht schließen müssen und keine Risse haben dürfen. Bei den Doppeltüren ist es vorteilhaft, wenn die Innenseiten ausgepolstert sind zur Vermeidung der Gefahr des Resonierens des Lufthohlraumes. Doppelfenster sind naturgemäß schallundurchlässiger als einfache Fenster; soweit das Glas allein in Frage kommt, ist eine doppelt so starke Scheibe zweckmäßiger, da bei Doppelfenstern ebenfalls mit der Gefahr des Resonierens des Lufthohlraumes zu rechnen ist. Bei Doppelfenstern hat man allerdings den Vorteil, daß der doppelte Rahmen auch doppelte Sicherheit gegen undichte Stellen, durch die der Luftschall dringen kann, gibt.

Ferner möchte ich noch auf eine Möglichkeit der Luftschallübertragung in mehrstöckigen Gebäuden hinweisen, das sind die Kamine. Die Wand des Kamins zu den Räumen ist meist verhältnismäßig schwach, außerdem sind die Ofenrohre meist auch nicht allzu dicht mit der Wand verbunden, so daß dem Luftschall oft ein recht bequemer Weg durch den Kamin zu höher gelegenen Räumen gegeben ist.

Auch die Dächer von Gebäuden, unterhalb deren Luftschall erzeugt wird, müssen naturgemäß den Anforderungen, die für Wände und Decken gestellt werden, genügen. Am günstigsten verhalten sich Dächer aus Zement oder Holzzement, Ziegeldächer besser wie solche aus Schieferplatten — bei beiden Ausführungen ist aber mit den Ritzen und Spalten für den Durchgang des Luftschalles zu rechnen —, ferner Holzdächer mit Pappe, ungeeignet sind Wellblechdächer. Lüftungsschlote sind so hoch zu führen, daß die Luftschallwellen möglichst über die Nachbarhäuser hinausgelangen.

Weit intensiver als durch Luftschall werden Geräusche und namentlich Erschütterungen durch Bodenschall weitergeleitet; gar mannigfaltig sind die Wege, auf denen sich Bodenschall fortpflanzen kann, und dementsprechend verschieden und oft schwierig sind die Maßnahmen, die zur Verhütung des Bodenschalles zu treffen sind.

Dazu kommt noch, daß ein Luftschall wohl entstehen kann, ohne gleichzeitig Bodenschall hervorzurufen; jedesmal beinahe, wenn Bodenschall auftritt, ist aber auch Luftschall vorhanden. Das in einem Raume gesprochene Wort wird nur durch Luftschall verbreitet, das Einschlagen eines Nagels in eine Wand oder das Nähen auf einer Nähmaschine, das Spielen auf einem Klavier erzeugt aber sowohl Bodenschall wie Luftschall. Bodenschall entsteht dann, wenn einem Körper Gelegenheit gegeben ist, seine Schwingungen auf feste oder flüssige Körper zu übertragen, die diese Schwingungen weiterleiten und dabei die Luft oder andere feste Körper in Schwingungen versetzen. Erschütterungen brauchen daher nicht immer erst an die Luft übertragen zu werden, um unangenehme Wirkungen zu erzielen, da sie nicht nur mit dem Gehör, sondern auch durch den Tastsinn wahrgenommen werden können.

Der Bodenschall wird im Gegensatz zum Luftschall in Stoffen von großem spezifischen Gewicht und hoher Schallgeschwindigkeit besonders gut fortgeleitet. Nach der schon vorher erwähnten Regel, als Isolatoren Stoffe zu verwenden, bei denen das spezifische Gewicht und die Schallgeschwindigkeit möglichst stark von jenen des schalleitenden Stoffes abweicht, muß man also zur Verhütung der Weiterleitung des Bodenschalles Stoffe von geringem spezifischen Gewicht und kleiner Schallgeschwindigkeit anwenden.

Als Bodenschallüberträger wirken einmal die Gebäude, Wände, Decken, Rohrleitungen und dergleichen, in denen die das Geräusch und die Erschütterungen verursachenden Maschinen laufen oder Handarbeiten vorgenommen werden, außerdem der Erdboden. Für die Übertragung des Bodenschalles ist Felsboden und Sandboden, wenn er trocken ist, am wenigsten günstig, günstiger entsprechend dem fortschreitenden Gehalt an Wasser: Lehm, Ton, Lette, Moor, Schlamm. Ganz besonders weit und vernehmbar wird Bodenschall weiterverbreitet, wenn er Grundwasserströmungen erreichen kann.

Hinsichtlich des Schutzes des Nachbarn und der Arbeiter gegen Bodenschall kann gesagt werden, daß alle Maßnahmen, die zugunsten der Arbeiter getroffen werden, auch für die Anwohner günstig sind, und umgekehrt.

Die beste Schutzmaßnahme ist zunächst wiederum die, zu verhüten, daß überhaupt Bodenschall entsteht, der weitergeleitet werden könnte, oder daß, sofern dies nicht möglich ist, der Schall wenigstens abgeschwächt wird. Es sind dafür zunächst die gleichen Maßnahmen geeignet, die ich schon bei der Bekämpfung des Luftschalles anführte: bei Handarbeiten schalldämpfende Unterlagen oder Umspannen des dröhnenden Werkstückes mit dämpfendem Material, bei Maschinen bestmögliche Konstruktion der bewegten Teile in bezug auf die Erregung von Geräuschen und Erschütterungen. Ferner ist der Grundsatz zu beachten, daß, je geringer das Verhältnis der bewegten Masse einer Maschine zur Masse der festliegenden Teile einer Maschine einschließlich des mit ihr festverbundenen Fundamentes ist, um so weniger diese Teile in Schwingungen versetzt werden, da die Schwingungsenergie nicht ausreicht, sie in merklicher Weise in Mitleidenschaft zu ziehen. Aus diesem Grunde sind die Maschinenfundamente genügend schwer und genügend groß anzulegen. Die Fundamente geräuschvoller Maschinen müssen ferner tiefer liefern, als die angrenzenden Gebäudemauern, sie dürfen aber ja nicht in Verbindung mit Grundwasser stehen.

Damit die Schwingungen der Maschinen und des Maschinenfundamentes nicht auf das umgebende Erdreich oder Teile eines Gebäudes übertragen werden, sind die Fundamente oder Auflegestellen der Maschinen durch geeignete Stoffe gegen Bodenschall zu isolieren.

Stoffe zur Isolierung gegen Bodenschall müssen, wie schon ausgeführt wurde, ein geringes spezifisches Gewicht und kleine Schallgeschwindigkeit besitzen.

Dieser Forderung entspricht die Luft, so daß wir in ihr für unsere Zwecke ein sehr brauchbares Schutzmittel besitzen. Diese Kenntnis ist schon seit langen Jahren verbreitet, und schon seit langem umgibt man die in den Erdboden eingelassenen Fundamente von geräuschvollen Maschinen mit einer Luftisolierschicht. Zu beachten ist bei dem Luftisolierschacht, daß er nicht durch irgendwelche festen Körper an einer oder mehreren Stellen überbrückt ist, da sonst von diesen Stellen der Bodenschall weitergeleitet werden kann.

Während die Verwendung von Luft als Isolierstoff naturgemäß nur in besonderen Fällen anwendbar ist, haben wir andere Stoffe zur Verfügung, die ebenfalls infolge ihres geringen spezifischen Gewichtes und geringer Schalleitungsfähigkeit als Isolierstoff gegen Bodenschall geeignet sind und die zur Aufnahme von vertikalem und horizontalem Druck und der dadurch erzeugten Schwingungen geeignet sind. Es sind dies Sand, Kork, Filz, Torf und Gummi. Kork wird als Korkstein verwandt, das ist Korkschrot mit einem Imprägnierungsmittel zusammengepreßt, weiter als in einem Eisenrahmen eingepreßte Korkplatten, die als eisenarmierter Naturkork und Korfund-Isolierplatte bekannt sind; ferner ist zu nennen imprägnierter Filz mit gehärteter Oberfläche, sogenannter Eisenfilz, und besonders präparierte Gummiplatten. Eine Kombination aus Pappe, Kork, Gummi, Filz und Torf oder ähnlichen Materialien stellt die sogenannte Funda-Isolierplatte dar, die Gewebebauplatten bestehen aus abwechselnden Lagen von starkem Gewebe und von Filz. Bei der Verwendung der genannten Isolierstoffe ist darauf zu achten, daß die Auflagefläche unterhalb und oberhalb der Isolierschicht vollkommen eben ist, damit nicht an einzelnen vorstehenden Stellen ein besonders hoher Druck entstehen kann, der ein Überschreiten der Elastizitätsgrenze des Isoliermaterials verursachen könnte. Überhaupt ist bei der Verwendung von Isolierplatten und der gleich zu besprechenden Schwingungsdämpfer zu beachten, daß sie genügend tragfähig sind und daß ihre Elastizitätsgrenze nicht überschritten wird. Bei einer Überlastung der Elastizitätsgrenze müssen alle die genannten Isolatoren auf die Dauer ihre Isolationsfähigkeit verlieren. Zu beachten ist ferner, daß die Schraubenbolzen die Isolierplatten nicht durchdringen, da anderenfalls diese Schraubenbolzen einen Teil der Schwingungen weiterleiten; läßt sich das nicht vermeiden, so sind die Schraubenbolzen besonders zu isolieren. Ferner ist es notwendig, beim Aufstellen von Maschinen, die infolge ihres Gewichtes ziemlich fest stehen und keines besonderen Fundamentes bedürfen, die Maschinenfüße nicht unmittelbar auf die elastischen Isolierungsstoffe aufzusetzen, sondern auf breiten Holzbohlen, unter die erst die Isolierungsschicht zu liegen kommt. Ohne diese Holzunterlage können die Maschinenfüße in die relativ weiche Isolierschicht eindringen, wodurch ihr Schalldämpfungsvermögen verringert oder gar aufgehoben werden kann.

Unter den Vorrichtungen zum Schutz gegen Bodenschall sind weiterhin noch zu nennen die sogenannten Schwingungsdämpfer.

Diese Dämpfer bestehen aus einem Gehäuse, das mit dem Fundament oder der Decke, auf der die Maschine steht, fest durch Schrauben verbunden wird. In dem Gehäuse befindet sich eine Schwingplatte, die ihrerseits mit der zu isolierenden Maschine verschraubt wird. Die Schwingplatte ist gegen das Gehäuse allseitig elastisch gelagert, wobei durch Kombination von Spiralfedern mit elastischen Stoffen von hoher innerer Reibung jede Schwingung gedämpft werden soll. Die Schwingungsdämpfer werden je nach der Größe, Richtung und Art der auftretenden Beanspruchung in verschiedenen Ausführungsformen und Größen hergestellt, so daß nach Angabe der Herstellerfirmen Maschinen von wenigen Kilogramm Gewicht und solche von über 60000 kg isoliert werden können.

Bei der Aufstellung von Maschinen auf Zwischendecken sind bei ihrer Isolierung besondere Vorsichtsmaßregeln zu beachten. Sollen Maschinen mit sehr hohem Gewicht, die außerdem starke Schwingungen hervorrufen, in einem höheren Stockwerk aufgestellt werden, so wird es sich oft nicht vermeiden lassen, für die Maschine ein besonderes bis ins Erdreich führendes Fundament herzustellen, das von den Decken, dem Fußboden und den Wänden durch eine Luftschicht, durch Kork oder Filz getrennt ist. Wird die Maschine auf einer Trägerdecke aufgestellt, so sind die Unterlagebohlen senkrecht zu den Trägern zu verlegen, damit die Auflagefläche auf möglichst viele Träger sich erstreckt. Außerdem sind die Maschinen in möglichster Nähe der Stützpunkte der Träger aufzustellen, denn je weiter die Maschinen von den Stützpunkten der Träger entfernt stehen, um so größer wird naturgemäß die Schwingung der Decke sein. Werden Maschinen oder Transmissionslager an Wänden oder Decken befestigt, müssen sie naturgemäß ebenfalls mit Isolierungsschichten oder mit besonders konstruierten Schwingungsdämpfern ausgerüstet werden. Daß alle Geräusch erzeugenden Maschinen möglichst nach der einem Nachbargebäude abgekehrten Seite zu verlegen sind, braucht wohl kaum erwähnt zu werden.

Durch Übereinstimmung der Tourenzahl von Maschinen mit der Eigenschwingungszahl von Wänden, Decken oder anderen Bauteilen kann eine Summierung der Schwingungen und dadurch eine Verstärkung von Geräuschen und Erschütterungen hervorgerufen werden. Vielfach genügt eine bloße Änderung der Tourenzahl umlaufender Maschinen, um diesen Übelstand zu vermeiden.

Bei sehr großen freien Kräften, wie sie z. B. bei großen Kolbenmaschinen auftreten, und bei plastischem Baugrund, der die Weiterleitung von Schwingungen sehr stark begünstigt, führen die bisher aufgeführten Isolationsmittel nicht immer zu dem gewünschten Erfolg. Es bleibt in derartigen Fällen nur übrig, durch konstruktive Maßnahmen die Entstehung der Kräfte, die die Erschütterungen erzeugen, zu verhindern. Dies wird erreicht durch sogenannte Massenausgleichsapparate, deren Prinzip darin besteht, daß die von dem Apparat erzeugten Massenkräfte mit der Größe der Massenkräfte der Maschine in jedem Punkte übereinstimmen, aber von entgegengesetzter Richtung sind. Dipl.-Ing. Gerb beschreibt in der „Zeitschrift des Vereins Deutscher Ingenieure", Jahrgang 1920, S. 759, wie auf diese Weise die Erschütterungen abgestellt wurden, die von einer liegenden 650/850-PS.-Tandem-Dampfmaschine ausgingen und sich verschiedene hundert Meter weit sehr störend bemerkbar machten. In einem anderen mir bekanntgewordenen Falle wurden die als sehr störend empfundenen Erschütterungen durch einen vierzylindrischen Dieselmotor dadurch beseitigt, daß die Kurbeln, statt wie vorher um 180, nur um 90° gegeneinander versetzt wurden, und daß ein schweres Schwungrad eingebaut wurde.

Im vorstehenden ist ausgeführt, durch welche technischen Mittel die Entstehung von Bodenschall vermieden werden kann oder die Übertragung von Bodenschall auf Gebäudeteile und den Erdboden verhindert oder wenigstens abgeschwächt werden kann. Ich will mich nunmehr der Frage zuwenden, welche baulich-technischen Maßnahmen diesem Zweck dienlich sein können.

Wie vorher angeführt wurde, wird Bodenschall in allen Stoffen von hohem spezifischem Gewicht und hoher Schallgeschwindigkeit besonders gut fortgeleitet, ferner wird die Schalleitung eines Körpers ganz wesentlich erhöht, wenn er in Spannung versetzt wird.

Nun haben aber gerade alle unseren modernen Baumaterialien, wie gut gebrannte Ziegelsteine, Klinker, Beton und Eisenbeton, ferner alle Eisenkonstruktionen, einen hellen Eigenton. Außerdem bringt die Verwendung dieser statisch hochwertigen Materialien hohe Spannungen und dadurch gute Schalleitung mit sich. Als schalldämpfendes Baumaterial sind nur wenige Materialien anzusprechen, wie Tuffsteine und schwach gebrannte Ziegelsteine, deren Verwendung allerdings beschränkt ist. Über die Verwendung des Leichtbetons, bestehend aus Kies, Zement und Zuschlägen von Steinkohlenschlacken oder Bimskies, zur Dämpfung des Bodenschalles habe ich in der Literatur Angaben nicht finden können, abgesehen davon, daß die Anfertigung von Füllkörpern aus diesem Material für Eisenbeton empfohlen wird. Ich möchte annehmen, daß derartiger Leichtbeton, dessen Druckfestigkeit derjenigen besseren Ziegelmauerwerkes entsprechen soll, infolge des lufthaltigen Schlackenmaterials günstig für den genannten Zweck wirken müsse. Eine ähnliche Wirkung möchte ich mir versprechen von der Verwendung des sogenannten Gasbetons, dessen Verwendung seit kurzem in Deutschland eingeführt ist. Gasbeton ist gewöhnlicher Beton, der viele kleine Hohlräume in Form von Bläschen enthält; die Bläschen entstehen dadurch, daß durch Zusätze zum Beton beim Anmengen infolge chemischer Wechselwirkung Gase im Beton erzeugt werden, die durch ihre Expansionskraft noch vor dem Abbinden durch Blasenbildung, ähnlich wie die Hefe im Kuchenteig, treiben. Bei der Verwendung schalldämpfenden Materials ist zu beachten, daß sein schalldämpfender Vorzug durch die Verwendung ungeeigneten Mörtels stark verringert werden kann. Stark bindende Mörtel können Spannungen hervorrufen, wodurch die Schalldämpfung einer ganzen Wand, auch wenn sie aus schalldämpfendem Material hergestellt ist, stark beeinträchtigt werden kann. Allgemein kann man mit Fug und Recht behaupten, daß unsere heutige Bauweise an sich allein der Materialien wegen für die Weiterleitung des Bodenschalls sehr günstig ist, wenn nicht ganz besondere Vorkehrungen gegen ihn und seine Verbreitung getroffen werden.

Für die Umfassungs- und Versteifungswände eines Baues kann nur durch eine Vergrößerung der Stärke und, soweit es möglich ist, durch die Verwendung weniger festen und porösen Materials eine Dämpfung des Bodenschalles erzielt werden. Statt des Baues von Wänden großer Stärke wird zur Erzielung des gleichen Ergebnisses empfohlen die Verwendung von dünneren Doppelwänden aus statisch vollwertigem und härterem Material, deren Zwischenraum mit einer Füllung von feinem Sand oder Torf ausgefüllt ist. Nichttragende Zwischenwände können aus schalldämpfendem Material, wie Tuffstein oder schwach gebrannten Ziegelsteinen, Leichtbeton oder aus Monier- und Rabitzdoppelwänden mit entsprechender Zwischenfüllung, hergestellt werden.

Nicht versteifte, gespannte dünne Wände aus gleichartigem, fest verbundenem Material, wie Gipsdielen und Drahtputzwände, ebenso Türen und Fenster mit großen Scheiben, sind sehr geeignet, den Schall, der ihnen durch Bodenschall zugeleitet ist, der Luft mitzuteilen.

Wie bei den Wänden ist auch bei den Zwischendecken am vorteilhaftesten für die Bekämpfung des Bodenschalles, daß sie möglichst stark und dadurch mit möglichst geringer Spannung ausgeführt werden. Da bei einer Vergrößerung der Bauhöhe der Decke aus einheitlichem Material die Verstärkung der Decke jedoch nicht restlos der Spannungsverminderung zugute kommt, verwandte man für Eisenbetondecken sogenannte Fülldecken, welche in den statisch unwirksamen Zonen nicht beanspruchte und billige Füllstoffe enthalten und außerdem infolge ihres geringen spezifischen Gewichtes die Gebrauchsspannung nicht wesentlich erhöhen. Auf diese Weise erzielte man Massivdeckenkonstruktionen mit teilweise spannungslosem Material, deren Tragteile durch die größere Bauhöhe niedrigere Spannungen hatten. Es sind von diesen Deckenkonstruktionen zu nennen Massivdecken mit Schlackenbeton- oder Bimsbetonfüllkörpern oder solche mit Schwemmsteinzwischenfüllung. Diese Decken, die zwar für die Schalldämpfung als recht vorteilhaft anzusprechen sind, werden jetzt aber, da sie nicht billig sind, kaum noch verwandt. Man ist vielmehr jetzt dazu übergegangen, sich des

Mittels zu bedienen, das sowohl für die Verringerung des Luftschalls als auch des Bodenschalls sehr geeignet ist, nämlich der Übereinanderschichtung von Materialien verschiedenen Gewichts und verschiedener Schallgeschwindigkeit. Man bringt z. B. auf eine Beton- oder Steinunterlage eine Auffüllung von Sand, hierauf abermals eine Betonschicht, über der sich dann der spannungslose Fußbodenbelag befindet. Für Fußbodenbeläge, denen in der Hauptsache die Aufgabe der Vermeidung einer Schallentstehung zukommt, eignet sich am besten Linoleum auf Korkplatten, weniger auf Zement oder Gips. Blindböden auf Lagerhölzern werden zweckmäßig derartig verlegt, daß die Lagerhölzer mit der tragenden Deckenplatte oder mit dem tragenden Gebälk keinen unmittelbaren Zusammenhang haben. Außerdem wird empfohlen, die Lagerhölzer für den Fußboden in eine reichliche Schüttung von Sand einzulassen oder sie auf besonderen Isoliermaterialien (Gewebebauplatten, Antivibritplatten, Eisenunterlagefilz usw.) aufzulegen. In Häusern, die in besonderer Weise Erschütterungen ausgesetzt sind oder in denen jede Weitertragung einer Erschütterung möglichst vermieden werden muß, wie z. B. in Krankenhäusern, ist weiterhin eine Isolierung der Tragwände und der Decken bzw. der Deckenbalken durch die obengenannten Isolierstoffe angezeigt. Bei der Verwendung derartiger Stoffe ist es erforderlich, sich vorher zu vergewissern, daß sie tatsächlich imstande sind, die dauernde Belastung aufzunehmen, ohne dadurch hart und damit unelastisch bzw. unwirksam zu werden.

Anhang.

Firmen, die sich mit der Herstellung und dem Vertrieb von Isoliermitteln befassen:

Gesellschaft für Isolierung gegen Erschütterungen und Geräusche m.b.H., Berlin N 39, Gerichtsstraße;
Ingenieurbureau Protektor, Berlin-Steglitz, Bergstr. 10;
Pilling & Co., Berlin-Baumschulenweg, Kiefholzstr. 177/178.
Steinhäuser & Kopp, Offenbach am Main.
Weiss & Co., Leipzig, Fleischerplatz.
E. Zorn, A.-G. in Berlin S 14, Neukölln, Am Wasser 4.

Literaturangabe.

Berger, Richard: Die Schalldurchlässigkeit von Wänden. Gesundheits-Ingenieur 1910, S. 823. — Versuche uber die Durchlässigkeit gegen Luftschall. Gesundheits-Ingenieur 1911, S. 925. — Über Erschütterungen. Gesundheits-Ingenieur 1913, S. 433. — Theorie des Schalluber- und -durchganges. Gesundheits-Ingenieur 1915, S. 49.
Braikowich, F.: Der Korkstein als Schalldämpfer. Gesundheits-Ingenieur 1910, S. 581.
Freitag, Georg: Belästigungen durch Geräusche und Erschütterungen. V.-D.-I.-Nachrichten 1925, Nr. 1, Beiblatt 2.

Hartmann, G.: Maßnahmen gegen Schall- und Erschütterungserscheinungen in industriellen und gewerblichen Betrieben. Der Industriebau 1916, S. 138.
Holtzmann: Schädigungen durch Schall und Erschütterungen. Handbuch des Arbeiterschutzes und der Betriebssicherheit, S. 474. (Verlag Reimar Hobbing, Berlin.)
Lubowsky, Kurt: Technische Verfahren zur Prüfung von Geräuschen. Z. V. d. I. 1925, S. 100.
Mahir, Guntram: Bautechnische Verwertung des Torfes, insbesondere zur Schalldämpfung. Gesundheits-Ingenieur 1914, S. 737.
Nussbaum, H. Chr.: Ergebnisse von Studien über Schalldämpfung. Gesundheits-Ingenieur 1910, S. 257. — Über Schalldurchlässigkeit von Baumaterialien und ausgeführten Wänden. Gesundheits-Ingenieur 1913, S. 502. — Betonbauweisen. Zement 1919, S. 204, 212.
Ottenstein, Rud.: Über Schalldurchlassigkeit von Baumaterialien und ausgefuhrten Wänden. Gesundheits-Ingenieur 1913, S. 345.
Petry, W.: Schallsicherheit von Beton und Eisenbeton. Zement 1919, S. 224.
Peyser: Die gewerblichen Erkrankungen und Verletzungen des Gehörs bei den Industriearbeitern, mit besonderer Berücksichtigung der Schädigungen durch Betriebslärm. Arch. f. soziale Hygiene Bd. 6, S. 143. 1911.
Rasch, H.: Der Schutz der Nachbarschaft gewerblicher Anlagen in Hamburg. Hamburg 1911. (Hamburgische Gewerbe-Inspektion, Arbeiten und Sonderberichte 1911, S. 53.)
Weisbach: Bauakustik. Berlin: Julius Springer 1913.

Druck von C. G. Roder G.m.b.H., Leipzig.

Verlag von Julius Springer in Berlin W 9

Beihefte zum Zentralblatt für Gewerbehygiene und Unfallverhütung

Herausgegeben von der Deutschen Gesellschaft für Gewerbehygiene

Heft 7:

Arbeit und Ermüdung

von

Professor Dr. E. Atzler-Berlin; Gewerbemedizinalrat Dr. H. Betke-Wiesbaden; Dr. G. Lehmann-Berlin; Professor Dr. E. Sachsenberg-Dresden

nebst Beiträgen von

Medizinalrat Dr. L. Ascher-Frankfurt a. M., Dr. Brieger-Marburg a. d. L., Dr. E. Simonson-Frankfurt a. M.

Mit 44 Textabbildungen und 9 Tabellen. V, 91 Seiten. 1927. RM 4.80

Die Mitglieder der Deutschen Gesellschaft für Gewerbehygiene erhalten das Heft auf Bestellung direkt bei der Gesellschaft zu einem Vorzugspreis

Heft 1—6 sind im Verlag Chemie G. m. b. H., Leipzig-Berlin, erschienen.

Schriften aus dem Gesamtgebiet der Gewerbe=hygiene. Herausgegeben von der Deutschen Gesellschaft für Gewerbehygiene in Frankfurt a. M., Viktoria-Allee 9. (Neue Folge.)

Zuletzt erschienene Bände:

Heft 15: **Die deutsche Fabrikpflegerin.** Von Dr. **Ludwig Schmidt=Kehl,** Assistent am Hygienischen Institut der Universität Würzburg. 31 Seiten. 1926. RM 1.80

Heft 16: **Gewerbestaub und Lungentuberkulose (Stahl=, Porzel=lan-, Kohle=, Kalkstaub und Ruß).** Eine literarische und experimentelle Studie. Von Dr. med. **K. W. Jötten,** o. ö. Professor der Hygiene und Direktor des Hygienischen Institutes der Westfälischen Wilhelms-Universität in Münster i. W., und Dr. med. **W. Arnoldi,** ehemaliger Assistent am Hygienischen Institut in Münster i. W. Mit 105 Abbildungen. VI, 256 Seiten. 1927. RM 27.--

Heft 17: **Die Staublungenerkrankung (Pneumonokoniose) der Sandsteinarbeiter.** Von Professor Dr. **A. Thiele,** Ministerialrat, Landesgewerbearzt in Dresden, und Stadtmedizinalrat Dr. **Erich Saupe,** Privatdozent an der Technischen Hochschule Dresden. Mit 22 Textabbildungen. III, 69 Seiten. 1927. RM 6.90

Heft 18: **Die Beseitigung der beim Tauch= und Spritzlackieren entstehenden Dämpfe.** Im Auftrag des Technischen Ausschusses der Deutschen Gesellschaft für Gewerbehygiene bearbeitet von Oberregierungs- und Gewerberat **Wenzel,** Oberingenieur **Alvens=leben** und Gewerberat **Witt.** Mit 31 Abbildungen. IV, 35 Seiten. 1927. RM 3.30

Verlag von Julius Springer in Berlin W 9

Handbuch der Hals=, Nasen=, Ohrenheilkunde

mit Einschluß der Grenzgebiete

Bearbeitet von Fachgelehrten, herausgegeben von

Geh. Med.-Rat Prof. Dr. A. Denker und Prof. Dr. O. Kahler

Band VI—VIII

Die Krankheiten des Gehörorgans

Erster Teil:

Anatomie. Entwicklungsgeschichte. Physiologie. Pathologie. Untersuchungsmethoden. Therapie

Mit 456 zum Teil farbigen Abbildungen. XVI, 1274 Seiten. 1926

RM 96.—; in Halbleder gebunden RM 102.—

Zweiter Teil:

Krankheiten des äußeren, mittleren und inneren Ohres. Otosklerose. Tuberkulose. Syphilis. Tumoren des Ohres

Mit 282 zum Teil farbigen Abbildungen. XII, 804 Seiten. 1926

RM 72.—; in Halbleder gebunden RM 78.60

Dritter Teil:

Otitische intrakranielle Komplikationen. Gewerbekrankheiten und akustisches Trauma. Mechanisches und psychisches Trauma. Taubstummheit. Ohr und Schule. Militärdienst und Gehörorgan. Simulation und Dissimulation. Ohrenkrankheiten und Lebensversicherung

Mit 107 zum Teil farbigen Abbildungen

IX, 666 Seiten. 1927. RM 60.—; in Halbleder gebunden RM 66.—

Jedes Kapitel der drei dem Gehörorgan gewidmeten Bände, immer von einem seiner hervorragendsten Vertreter bearbeitet, bringt eine erschöpfende Darstellung seines Wissenszweiges bis auf den gegenwärtigen Stand entwickelt, so daß es ein nicht zu umgehendes Nachschlagewerk für den weiterstrebenden Praktiker wie Wissenschaftler ist. Das Handbuch wird über den Kreis der Fachärzte hinaus nicht nur Interesse erwecken, sondern auch bald für andere, nur lose mit der Otorhinologie zusammenhängende Fachkreise unentbehrlich sein.

Jeder Band ist einzeln käuflich

MIX
Papier aus verantwortungsvollen Quellen
Paper from responsible sources
FSC® C105338

If you have any concerns about our products,
you can contact us on
ProductSafety@springernature.com

In case Publisher is established outside the EU,
the EU authorized representative is:
**Springer Nature Customer Service Center GmbH
Europaplatz 3, 69115 Heidelberg, Germany**

Printed by Libri Plureos GmbH
in Hamburg, Germany